心身医療のための

Cognitive Behavior Therapy

認知行動療法ハンドブック

【原著】Arthur J. Barsky

【監修】上島国利（国際医療福祉大学医療福祉学部 教授）

宮岡　等（北里大学医学部精神科学 主任教授）

村松芳幸（新潟大学医学部保健学科 教授）

【監訳・著】村松公美子（新潟青陵大学大学院臨床心理学研究科 教授）

株式会社 新興医学出版社

■ 原著

Arthur J.Barsky, M. D.
 Professor of Psychiatry, Harvard Medical School
 Brigham and Women's Hospital

■ 監修

上島国利 Kunitoshi Kamijima, M. D., Ph. D.
 国際医療福祉大学医療福祉学部 教授

宮岡　等 Hitoshi Miyaoka, M. D., Ph. D.
 北里大学医学部精神科学 主任教授

村松芳幸 Yoshiyuki Muramatsu, M. D.
 新潟大学医学部保健学科 教授

■ 監訳・著

村松公美子 Kumiko Muramatsu, M. D., Ph. D.
 新潟青陵大学大学院臨床心理学研究科 教授

■ 翻訳協力

齋藤恵美 Megumi Saito, M. A.
 新潟青陵大学看護福祉心理学部 助教
 （第1章担当）

本間優子 Yuko Honma, M. A.
 新潟青陵大学看護福祉心理学部 助教
 （第4章担当）

To Susan, with thanks for all her guidance and support.

はじめに

　Barsky 教授は，心気症における認知と知覚様式について，深い臨床的洞察と研究から "身体感覚増幅（somatosensory amplification）" として概念化した．本書は，"身体感覚増幅の認知・知覚モデル" を基盤に開発された "医学的症状（medical symptoms）の自己管理" を目的とした，認知行動療法プログラムの日本語版である．ここでの "医学的症状" は，健常な身体感覚や内臓感覚由来の良性の身体症状から病理性のある心気症状を包括して総称している．すなわち "医学的症状" は実際に身体に出現している "身体の症状" であり，医学的に説明ができるかどうか，根拠があるかどうかなどの双方向の因果関係思考にもとづくものではない．身体に出現している様々な "不快な症状" に悩まされて，身体科を受診する患者は多い．日本の一般医においては，抗不安薬などが投薬されることが多く，症状軽減のための確固とした治療手段がないことが現況であろう．

　本書の第1章は，Barsky 教授が開発した，医学的症状の自己管理のための認知行動療法プログラム日本語版である．第4章はそのダイジェスト版である．第2章は，大規模なランダム化比較対照試験（RCT）を行って検討された，この認知行動療法プログラムの心気症における有効性についての論文を，日本語で詳説した．第3章は，認知行動療法プログラムの理解を深めるために，身体感覚増幅について概説した．

　ここ数年間，国内における認知行動療法の臨床と研究は目覚ましく発展しており，本書が活用される土壌は充分に整いつつあるように思われる．心身医療領域だけでなく，各方面で本書が役立つことを心から祈念する．

2014 年 5 月

村松公美子

日本語版への序

　本書で紹介する治療法は，1980年代から1990年代にかけて私が同僚たちと行ってきた，一連の記述的かつ現象的な研究から端を発しています。この研究は，心気症が認知と知覚における自己正当化的で自己永続的な障害であると概念化できることを示しました。これは，心気症患者が煩わしい身体感覚に対して，症状を増幅させ，より激しく深刻で苦痛であると感じさせる，また永続化させるような仕方で反応しているという考えです。このように症状が増幅することが，健康上の懸念や不安を高めてしまうため，心気症サイクルは永遠に維持されるのです。

　心気症患者は生来，身体感覚や内臓感覚を強く意識しており，身体の不快感に極めて敏感です。ある時点において，病気のエピソードやパニック発作，あるいはストレスフルな出来事といった急性の誘発要因（precipitant）は，以前から存在する良性の身体感覚が実は深刻な病気の症状なのではないかという疑念を引き起こします。このように病気の原因について再帰属することが，その症状をより綿密に観察し，身体への警戒心を増加させることにつながります。このことは3種類の影響を順に及ぼすでしょう。まず1つ目に，症状に対して注意を頻繁に向ければ向けるほど，ますます症状が強まります。次に，以前は意識していなかった既存の感覚にも気づくようになり，その感覚が自分は病気であるという"事実"のさらなる証拠となる，と思わせます。そして最後に，不安の高まりが自律神経系の覚醒に起因する一連の症状をもたらし，それらの新たな症状が，疑わしい病気が進行していることのさらなる証拠を与えているように思わせるのです。最終的な結果として，自分は病気だという信念と恐怖心が確固としたものとなり，そのサイクルが持続してしまうのです。

　この症状増幅の認知・知覚モデルは妥当な根拠を有しており，認知行動療法（CBT）が有効である可能性を示唆しています。それゆえ私たちは，患者に内在する身体症状を増幅させる要因と健康上の懸念を特にターゲットとするCBTの技法の開発に取りかかりました。私たちが作り上げたこの治療プログラムは，心気症の病因論において主要な5つの異なる"症状を増幅させる体内装置"を対象としています。それは，注意，認知，文脈，行動，および気分です。この5つそれぞれに治療セッション1回があてられています。治療セッションは，教育的な題材の説明が

最初になされ，患者がそれを自身の話題として話し合い，自分の具体的な場合における最も適切な自分なりのやり方を見出すことができるように構造化されています。しばしば，より理解しやすいように図を示した簡単なエクササイズが含まれています。各セッションごとにホームワークの課題が与えられることで治療に教育的な意味合いを持たせることができます。

　私たちは6セッションのCBTプログラムを個別に行い，また6〜8名の患者からなる小グループに対しても実施したところ，両形式ともにCBTが効果的であったことがわかりました。さらに，大規模なランダム化比較対照試験（RCT）を行い，その結果として効果が確かなものであることが示されました。つまり，CBT治療群に対して6ヵ月後と12ヵ月後に治療のフォローアップを行い，通常の医学的ケアを受けた対照群と比較したところ，心気症的症状および役割機能のいくつかの測度において，臨床的に意味のある，かつ統計的にも有意な効果が示されたのです（Barsky AJ, Ahern DK：Cognitive behavior therapy for hypochondriasis: a randomized controlled trial. JAMA, 291: 1464-1470, 2004）。あなたがまさに読もうとしているこのマニュアルは，その介入実験において私たちが行ったことの一つなのです。

　このマニュアルが日本語に訳されることを大変うれしく思います。本書が臨床家にとって有用であり，かつ患者の助けとなるものであると示されることを心から願っています。

Arthur J. Barsky, M. D.
Boston, MA

目　次

第1章　医学的症状の自己管理
Managing Medical Symptoms
（Arthur J. Barsky）

- セッション1　導入 …………………………………………………1
- セッション2　注意 …………………………………………………18
- セッション3　認知（信念と思考）…………………………………30
- セッション4　文脈（周囲の事情と状況）…………………………49
- セッション5　行動 …………………………………………………65
- セッション6　気分，まとめ ………………………………………85

第2章　心気症に対する認知行動療法の有効性
Efficacy of Cognitive Behavior Therapy for Hypochondriasis
（村松公美子）

- I　心気症の本態 ……………………………………………………95
- II　方法 ………………………………………………………………96
- III　結果 ………………………………………………………………101
- IV　研究結果のまとめ ………………………………………………106
- V　認知行動療法（CBT）プログラムを適用した症例について …109

第3章　身体感覚増幅の概説
Somatosensory Amplification Overview
（村松公美子）

- I　身体化（somatization）の概念 …………………………………111
- II　身体感覚増幅について …………………………………………113
- III　身体感覚増幅が関与する可能性のある疾患や病態 …………114
- IV　biopsychosocial model における身体感覚増幅の位置づけ …115
- V　Somatic Symptom Disorder（DSM-5）………………………117

第4章 心気症の心理教育的カウンセリング
Educational Counseling for Hypochondriasis　（Arthur J. Barsky）

セッション1	身体感覚増幅のシステムの概要 …………………………119
セッション2	たいていの症状は良性のものである …………………125
セッション3〜4	診断を得ることから対処することに焦点を変えること…128
セッション5	症状と治療に関するよくある誤解
	——システムの機能の仕方 ……………………………131
セッション6	おさらいとまとめ ……………………………………133

あとがき ……………………………………………（村松公美子）　134

索　引 ……………………………………………………………136

第1章

医学的症状の自己管理
Managing Medical Symptoms

Arthur J. Barsky

セッション1 導入

I セラピストにとってのキーコンセプト

　このプログラムの第一の目的として，症状の緩和と，対処法の改善，および日常生活機能の障害を軽減することを主眼に置いて下さい。ここでは，情緒的あるいは心理的な苦痛というよりも，身体的な苦痛に焦点があてられています。中には，情緒的な苦痛について話すためにここに来ていると思っている人もいるでしょう。仕事あるいは家族のことで，何か症状と関連のありそうな問題が生じていたとしても，焦点があてられるのは身体症状への対処の方法なのです。

　ここでの目標は，身体症状を完全になくすことではなく，その症状を最低限に抑え，症状によりうまく対処できるようになることです。症状が緩和することを期待すると，結局は強い苦痛を癒すことにはなりません。患者から症状を簡単になくすことはできませんが，患者自身の症状に対する態度や反応を変えることは可能です。このセッションは，効果的な対処法を患者に教え，患者が症状にうまく対処するための手助けとなるでしょう。セラピストは，短期的な治療以外にはどのようなことをすればよいのか，現実的な方法を患者に伝えることが必要です。その症状が6週間以内に治るとか，あるいは安心してもよいなどと暗にほのめかしてはなりません。教育セッションは，積極的に参加することでより一層効果的となり，治療の

一環として重要であることを強調しましょう。

　診断の確定や医学的な説明を追求することは，症状によりうまく対処する方法を学ぶことから患者の目をそらせ，結局は臨床的な状態を悪化させる傾向があります．心気症患者が，その症状を受け入れ，症状を最低限に抑え，気にせずにいることを身につけようと決心しなければ，うまく対処することはできません．この点で，特有のパラドックスがあります．患者が自分の症状は良くならないということを受け入れなければ，良くなったと感じることはできないのです．セラピストは，セッション1を開始してからの介入期間中は，治療の成功のために不可欠なものとして，このパラダイム・シフト（理論的枠組みの変化）を慎重に説明しましょう．患者は，治癒を追い求めるという目標を変化させなければなりません．つまり，症状が治らない可能性を受け入れ，さらに，自分では症状をなくすことはできないけれども，症状に対する自分の態度を変えることで症状を和らげることができる，という目標に変えるのです．患者はまた，明確な診断が見つからないことも合わせて受け入れなければなりません．

　セラピストは，"器質的な症状"と"心因的な症状"とを区別する必要がありません．"あなたの症状"という言い回しを使うのが適しているでしょう．ここで重要なのは，患者が自分の症状に対して納得のいく解釈が得られることは決してないということです．このプログラムの目標は，信念や態度，気分，そして行動を考え直し，変化させることによって達成されるものです．治療の中で，患者は新しい考えやとらえ方をじっくり考えてみるように言われます．彼らは，その新しい症状のとらえ方・扱い方を"実地に試みる"ことを求められます．これは，セッションの中や自宅での新しいスキルの練習（実践）を含んでおり，また，偏見のない目で公平に見る（fair trial）という新しい対処法を得ることを意味します．患者には，この"公平に見ること"を促す助言がしばしば必要となるでしょう．それは，自分にとってためになるのかどうかを考える前に，スキルあるいは新しい行動を繰り返し実践することを意味しています．

　このプログラムは，心気症患者の症状に対する知覚に影響を及ぼす，健康や病気に関する思い込みの中核となるものを探り，それを取り上げることから始まります．セッションの中での2つの基本的な概念は，症状に対する認知的評価と原因帰属です．症状に対する認知的評価は，不快感の程度に影響を及ぼします．つまり，私たちが症状についてどのようにとらえるかが，その症状の程度や不快感，支障をきたしていると思う程度に大いに影響する，ということです．このことは，私たちの症状に対する原因帰属に関して特に当てはまります．その症状には何か原因があって，自分に脅威をもたらすものだと強く思えば思うほど，不快で苦痛な症状として体験するでしょう．私たちが考えているような"普通"で害を及ぼすことのない

症状，たとえば，誰もが経験する睡眠不足や過労，"消耗感"，食あたり，あるいは運動不足などは，病気のせいだと思い込んでいる症状に比べ，苦痛の度合いが弱いようです。

II　身体症状の自己管理プログラムへの導入

【患者がこのプログラムに参加することを歓迎し，治療の目標とやるべきことについてまとめて伝えましょう。*】　これは，身体症状を軽減させ，取り除くことのできない症状への対処法を改善させ，そして日常生活における機能を向上させるための方法を学ぶ，6セッションの教育プログラムです。症状の多くは完全に解明したり治したりすることはできません。けれども，治癒を追い求めることに患者の時間や労力を費やすのではなく，症状に対する反応や受けとめ方を改めるほうに力を注ぐのです。

各セッションは，私たちが何について話題にするかを手短に話すこと，つまり，アジェンダ（議題）を設定することから始めます。これは初回セッションなので，取り上げる話題はたくさんあります。【もし可能であれば，アジェンダになる事項をボードに書きとめましょう。】　まず1つ目に，プログラムを進めていく上で必要な事項と，2つ目に，多くの人々が抱く健康についての信念を説明すること，3つ目に，あなたが次週までにやってこられるような"ホームワーク"を設定すること，4つ目には，あなたが今日のセッションについてどのように思ったか，フィードバックを最後にしてもらうことです。

何か質問はありませんか？　今日のアジェンダに加える必要があると思うことは，他にありませんか？　お互いに協力して進めていきたいと思いますので，もしあなたがこのセッションや今後のセッションにおいて加えたほうがいいと思う話題がありましたら，私に教えて下さい。【患者と，セッションで利用可能な時間とその方向づけの適切性を考慮しながら，他に話題を追加することについて，取り決めをしましょう。】

身体愁訴に関する大まかな病歴を聞き，最も煩わしく，治療にとって中心的なものとなりそうな症状を1〜3個程度決めることから始めます。

---

*以下，セラピストから患者へのプログラム説明にあたる記述は，左側に縦破線（頁の最初にマーク）を入れて示した。途中のそれ以外の記述，すなわち筆者からセラピストへの教示，患者からの返答例は【　】内に示した。

A. アジェンダの項目

1）秘密の保持

セッションでは，私はあなたがここに来談していることを外部の者には話しませんので，秘密は守られます。ただし，研究チーム内のメンバーと，経過について検討することがあります。研究計画に沿った基準を一貫して満たしていることを保証するため，セッションの様子をテープに録音します。この録音テープを聞くのは，プロジェクトの研究者と主要な研究スタッフだけですし，参加者が誰であるかということは，しっかり保護されています。何か秘密の保持について，疑問や気になることはありませんか？

2）参加への期待

これからのプログラムを有益なものにするためには，6セッション全てに参加し，さらにホームワークの課題をしっかり仕上げてこなければなりません。参加することとホームワークをやってくることという進め方について，何か質問はありますか？【これらの事項に関して患者側で問題となることがあれば——たとえば休暇や交通機関，読み書きの能力などについて解決しておきましょう。】

3）このコースの目標

これらのセッションでは，あなた自身の症状に対してより役立つよう手助けするための，効果的な対処法を学びます。担当医は，あなたの症状を説明しうる診断を確定していなかったり，あるいは，「どこも悪くありません」と話したりしたかもしれませんが，その症状があなたにとって現実のものである，ということは十分わかっています。これは，医学的な治療ではなく，むしろ，あなたの人生において最も重要な物事に焦点をあて，自分が症状のことをどのようにとらえ，感じ，行動するかを考えていくものなのです。

私が今話していることについて例を挙げてみましょう。あなたが，今日このセッションに遅れてきたと想像してみて下さい。車を降りて病院に入り，廊下を通ってこの部屋へかなり急いで来たところです。あなたの体にはどんなことが起こっているでしょうか？【答えとしては，呼吸が速まる，脈拍が速まる，汗をかいている，などがあります。】あなたはそれらの症状をどのように解釈するでしょうか。【これは走った時に普通にあることだ。】そして，そのことをどのくらい気にするでしょうか。【大して気にしない。】

それでは，もう一つ想像してみましょう。あなたが先ほどの例と同じような症状で，夜中に目が覚めてしまったとしたら，どのように考えるでしょうか？【なんて

ことだ，きっとどこか悪いに違いない。】 また，そのことをどのくらい気にするでしょうか？【とても心配だ……119番に電話しようかな。】 私がここで言いたいことは，あなたが自分の症状をどのように考え，感じ，行動するかが，あなたが感じる苦痛の程度に関係するということです。あなたの生活の中でその症状が起こった時の背景によって苦痛が減ったり増えたりするような，たとえを考えることはできますか？【話し合いましょう。】

III 今日の題材

　このプログラムの第一の目的は，身体症状を軽減させ，対処法を改善し，日常生活機能を向上させるための方法を学ぶことです。これらの信念や態度，気分，そして行動が，健康や病気に及ぼす影響についてより深く知ることで，この目的を達成することができます。あなたには，新しいこれまでにしたことのないとらえ方，対応の仕方を考えてもらいます。あなたが新しい情報を常に（先入観を持たずに）受け入れる心の状態でおり，その情報があなたにとって長期的に見て役立つかどうかを決める前に，何回か試しにやってみるというようにすれば，このコースは最も有益となるでしょう。

A. 健康に関連した思い込みの変容

　私たちは皆，昔から抱き続けてきた健康や病気についての信念や思い込みを持っています。それら信念や思い込みは，私たちの経験や情報，意見，文化から生じたものです。ここでは，これらの思い込みを探り，厳密に調べてみることから始めていきます。というのは，思い込みというのは，知覚に大きな影響を及ぼすからです。以下に挙げる思い込みの例は，多くの人々が健康や病気について抱いている考えです。導入部のところで，あなたが煩わしいと感じる症状について述べました。その思い込みについて話し合う時は，それらがあなたの過去や現在において経験していることにどのくらい当てはまるかを考えてみて下さい。

1) "いかなる症状も明確な医学上の意味を有している"

　多くの患者は，全ての痛みや不快な症状は診断名をつけることができ，治療が可能であると信じています。彼らは，明確な診断名をつけ治療をしてもらうことに，膨大な量の時間と労力を費やします。このような診断名と治療を求めることというのは，いかなる症状も，裏に潜んだ深刻な病気によって引き起こされており，その病気は明確に定義され治療されうるものだ，という信念に基づいています。しかし，その信念は必ずしも正しいとは限りません。煩わしい症状の多くは，重大な医

学的原因があると見出されることがないのです。私たちは皆，ある種のあまり害のない疾患，たとえば一般的な風邪や頭痛，背中の痛みなどがある場合に，薬の限界というものを経験したことがあるでしょう。結局のところ，そういった症状は，自分で抑え，治療せずに治ったり，一般的なセルフケアに効き目があったりします。

このようにして，あなたは症状の大部分は明確な原因や医学的意味を持たない，とわかり始めてくることでしょう。慢性的な疾患における，決して完全に消えることのない症状についても同じことが言えます。これは，あなたが良くなることはないという意味ではありません。持続的もしくは一過性の症状を，より効果的にコントロール（管理）するためのさまざまな方法を身につけることができるのです。

あなたが生活している中で現れる症状で，煩わしいけれども医学的に十分な意味を持たず，そのうちに静まってあまり気にならなくなるような症状の例を，他に思い浮かべることはできますか？　あなたにとって気がかりでとてもつらい症状が，実際には害がなく，自然治癒する可能性があるということは，とても重要です。

2）"私の症状を治すことのできる医師がどこかにいる"

患者が，"症状がなくなることはない"という事実を受け入れなければ，症状にうまく対処できるようにはなりません，と言ったら，あなたにはどのように聞こえるでしょうか。あなたがこの複雑な矛盾に気づかない限り，納得はできないでしょう。患者は，自分が症状に対処できるようになる前に，症状が持続するということを受け入れなければなりません。なぜならば，私たちは同時に2つの目標を達成することはできないからです。つまり，あなたの目標は，症状を取り除くことのできる医師を探すことなのか，それとも，取り除くことはできないけれども重大な病気によって引き起こされるものではないと診断された症状とともに生きていくことなのか，ということです。完全な治癒への追求をあきらめた時，そこに費やしていた時間や労力を，症状を最小限に抑え無視したりすることや，より充実した生活を送ろうとすることのために使うことができます。

命にかかわることのない慢性化した症状を受け入れる，ということに焦点をあてたステップは，検査や治療を模索することを自分で制限し，慢性症状あるいは苦痛を健康的なやり方でうまくしのいでいる他の人に自分を重ね合わせたりすることを含んでいます。たとえば，クリストファー・リーブやモハメド・アリ，といった人たちです。彼らが生き生きとした生活を送りながら，自身の問題にうまく対処していることを，あなたはどのように思いますか？　あなたは今までに，あなたの人生における非医学的な障壁や失敗を方向転換して，うまくいったことはありますか？

患者がその症状を受け入れ，症状を最小限に抑え気にしないでいようと決心しない限り，うまく対処することはできない，という矛盾を詳しく見ていきましょう。

これは，あきらめと受容とを区別するのに役立ちます。あきらめは，お手上げであることを意味し，症状が要求している制限に降参するということです。一方，受け入れるというのは，症状はあなたにとって正常なものであり，それが"ベースライン"であると理解することを意味します。その症状をより不快に感じないようにする，自己管理の技術を身につけているということを示しています。受け入れることは，その症状の原因を怖がる必要はなく，ありふれたものであると理解することを指します。【患者は，症状が良くなることはないと受け入れるようになって初めて，良くなったと感じるようになるでしょう。完璧に治るのをあきらめることに意味があると認めることができるかどうか，患者に尋ねてみて下さい。

　それまでやり慣れてきた考え方を手放すというのは，非常に大きな変化なので，しばらくは落ち着かないと感じるかもしれません。考え方のモデルを転換させた患者は，あきらめや喪失感を相当強く感じることがあります。患者のモチベーションを維持するためには，それと引き換えに得られるより健康的なメリットに焦点をあてることが役立つでしょう。そのメリットとしては，ある特定の領域における機能の向上や，関係の改善，好きな活動を再開すること，あるいは不安が軽減されより一層の幸福感を感じられることなどが挙げられます。

　このコースでは，症状がなくなることはなく，明確な診断が見つからないかもしれないということを受け入れながら，症状にうまく対処してコントロール感覚を取り戻す方法を学ぶことに焦点があてられます。

　この"治癒"から"対処"への変化の可能性について患者と話し合いましょう。】

3）"この症状を完全に取り除かない限り，私は少しも良くならないだろう"

　私たちが今学んでいるいくつかの要因に基づいて，人々はかなり主観的に身体的な症状をそれぞれ経験します。そのうち一つの要因は，"白か黒か思考"と呼ばれる考え方です。実はあなたがとても厄介な症状を持っていて，その25％を減らせるようになったとしたら，おそらく，ずいぶん良くなったと感じ，より十分に機能していると思えるでしょう。症状が残ったままでも，症状について抱いている信念や思い込み，症状の意味を変えることによって，不快感や機能の障害をかなり減らすことができます。思考と信念を変えることはまた，症状に対する感情の変化を引き起こし，ストレスや不安，抑うつ感を軽減させるかもしれません。

4）"健康であるということは，症状が一つもないことを意味する。したがって，どこか具合が悪いのであれば，それは病気に違いない"

　良好な健康状態の人は，姿勢などを変えた時に，胸やけや頻脈，めまい，といった害のない症状をしばしば経験するものです。これらの症状の多くは，消化不良や

運動不足，急に立ち上がったことなど，正常な身体機能の障害の結果として生じるものです。症状が存在するということは，病気であるということを意味するのではありません。平均並みに健康な人は，4〜6日に一度は害のない症状が起きていたと報告します。症状のいくつかは，耳鳴りあるいは乾燥肌といった不快な状態ではあるけれどもささいなことに起因しています。また別の症状は，ストレスあるいは激しい感情の"副作用"が原因で起きています。たとえば，発汗や心臓の鼓動がいつもより多いこと，立ちくらみといったものが挙げられます。健康な人々は，毎日さまざまな感覚をたくさん経験しており，それらのうち注意が向けられるのは数個だけで，ほとんどの症状は無視されています。

　私たちが感覚や症状のことをどのように解釈し考えるのかは，その症状について感じる激しさ，煩わしさや，命にかかわるものであると思う程度に大きな影響を与えます。何か不吉なことが原因だと信じれば信じるほど，その症状を有害なものとして体験します。私たちが普通だと思っている症状，たとえば睡眠不足や過労，食あたり，あるいは運動不足といった日常的に経験されるような，害のないものが原因であると信じる症状は，何かの疾患によるものだと思う症状に比べ，激しさの程度がずっと弱く感じられるようです。

　多くの症状は，活動やストレス，感情，害のない要因が引き金となる，正常な身体的変化が原因となっています。ここまでは，これらの変化がなぜ起こるのかということと，これらの症状に対して正しい感覚のラベルを貼り直す方法や，症状をできるだけ抑える方法について，話し合ってきました。

　あなたはどう思いましたか？【話し合いましょう。】もう一度お尋ねしますが，あなたを心配にさせる症状はありますか？　他の症状についても，同じように考えてみることができるかもしれない，と思いますか？　既になくなってしまったり，深刻ではなくなったりした症状はありましたか？

5）"担当医がいまだに治してくれない場合，それは医師が私の症状に十分な治療を施していない，あるいは真剣に私の話を聞いていないということだ"

　【患者はしばしば，担当医が治療効果が薄いことから医療上関心を持ってくれないことに困惑しています。医療には限界があることを繰り返し伝えましょう。】残念なことに，一般的な風邪や頭痛，背中の痛みといった多くの病気は，完全に治せるものではありません。医師は全知全能ではなく，医学的な知識の限界を免れないのです。この科学というものの短所は，患者と同様に医師をも失望させます。担当医は，あなたが良くなったと感じ，機能を向上させられる方法を自分自身で見つけることを手助けしたいと思っています。医師が全ての症状を改善することができな

いというのは，その医師が治療を施していないとか関心を持っていないということではないのです。

【話し合いましょう。】

B. 横隔膜呼吸

1）教訓的な情報

私たちがこのコースで学ぶスキルの一つとして，リラクセーションがあります。効果的なリラクセーションは，ストレスや気がかり，痛みなどが心身に及ぼす影響を減じます。ここでは，横隔膜呼吸と呼ばれるリラクセーションの簡単な方法を通して，リラックスできるようになるでしょう。さて，私たちは当たり前のように呼吸をしています。というのは，何か調子が悪いようなことがない限り，呼吸していることには気づきにくいからです。呼吸は自動的に制御されていますが，健康的な効果を得たり落ち着いた気持ちになるために，呼吸のリズムを意識的に調整することができます。少し練習すれば，リラックスした呼吸が習慣になり，自然とあなたの"新しい"呼吸の仕方となるでしょう。

【呼吸器の構造の図（図1-1）を見ながら，呼吸器の構造や横隔膜の機能，呼吸の周期などを簡単に説明して下さい。深い横隔膜呼吸は難しくはなく過呼吸とも違うことを，しっかり伝えましょう。】それは，努力を要しません，ゆっくりとしたリズムで肺をいっぱいにするのです。【余計な筋肉の使いすぎや過呼吸，あるいは過換気は，疲労やめまい，息切れ，胸の不快感，あるいは不安などのような身体症状をもたらすことをしっかり説明しましょう。】

以下に示すような段階を踏んで実際にやってみましょう。

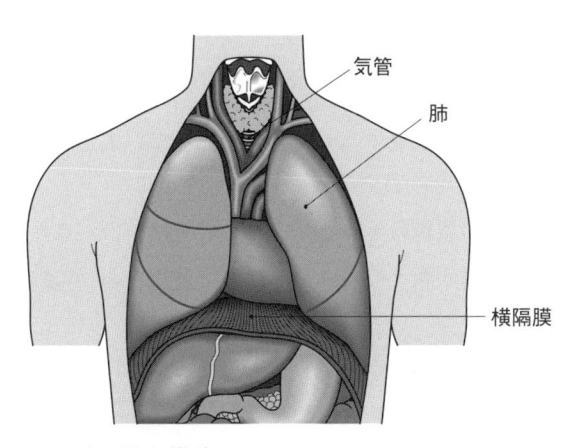

図1-1　呼吸器の構造

2）練習と話し合い

　患者に普段やっているやり方で呼吸をさせてみて，胸部と腹部の動きを感じられるよう，片方の手を胸に置いて，もう片方の手を腹部に置かせてみましょう。練習をする上での目標は，胸部に置かれた手の動きが少なくなる一方で，腹部に置かれた手のほうは，息を吸ったり吐き出したりするのに合わせて，上がったり下がったりするようになることです。このやり方について問題があれば直し，練習している間は過換気にならないよう注意しましょう。

　定期的に練習すると，横隔膜呼吸はすぐに自然なものになります。1日に2回，10分間行うことから始めましょう。焦りやストレスを感じていない時に練習しましょう。しばらくすれば，一日中，より効果的に呼吸できるのはもちろんのこと，ストレスフルな状況で自分自身を落ち着かせるために，リラックスした呼吸をすることができるでしょう。

Ⅳ　ホームワーク

A．ホームワークを行うこと

　このプログラムの重要なところは，このセッションの中であなたが学んだスキルの練習をしてくることです。あなたはホームワークを行わなければならないことについてどう思われますか？【患者が評価を受けることについてなど心配していることを扱いましょう。】

　ホームワークが重要なのはなぜなのか，例を挙げて説明してみましょう。あなたの好きな趣味やスポーツは何ですか？

【たとえば，裁縫，野球，料理など，患者の生活にかかわる題材を取り上げます。患者との会話のやり取りの見本を以下に挙げます。

患　者：私はキルトの刺繍が好きです。

セラピスト：それは得意ですか？

患　者：ええ，毎年教会で販売するのに刺繍を作っていまして，人はけっこうなお金で買ってくれます。

セラピスト：では，その技術はどんなふうにして身につけられたんですか？

患　者：幼い頃に私の母が教えてくれたんです。どんなふうに作るのか見せてくれました。

セラピスト：あなたのお母さんが一度教えてくれてすぐに，キルティングが上手になりましたか？

患　者：いいえ，母のようにうまくなるまでには長い間かかりました。

セラピスト：そうですか，では同じことがここでも言えるはずですね。このセッションで，あなたの症状をコントロールする方法を私が教えるだけでは，あなたの生活において実際の変化をもたらすのに十分ではありません。つまり，これから6週間，これらの新しい方法を練習する必要があるのです。】

B. 今週のホームワーク

　　各週のセッションで話題になった題材を個々に扱うことは，コントロールするスキルを身につける手助けとなるでしょう。あなたは，コントロールできるようになるための準備段階として，あなたの症状を良くしたり悪くしたりする要因を実地に試してみるため，探偵のような作業をすることになります。もしもあなたがこのコースを継続している間に"ターゲットとなる症状"を同定できるようになったら，その考えをさらに実践的なものにするのに役立つでしょう。ターゲットとなる症状は，定期的によく起こり，あなたの生活の邪魔をするような煩わしいものでなければなりません。なぜならそれは，その症状のことを，厄介で心配な何かの深刻な徴候なのかもしれない，と思っているからです。取り上げる症状としては，あなたが既に医師と話し合っており，医学的な評価を受けたものにしましょう。このプログラムを通じて対処のスキルを練習し，この症状が改善されるかどうかを見ていきましょう。

　　次週のために，やってきていただきたいことを以下に挙げます。

① "思い込みによる態度を変化させること"についての**プリント❶**を今週何回か読み返すこと。そしてそれぞれの"新しい態度"があなたの状態にどのくらい当てはまるかを考えてきて下さい。

②ターゲットとなる症状を追ってみて，日記にまとめてくること（**プリント❸**）。今週その症状がどのくらいの頻度で生じたかを記録すること。そして，あなたのこの症状に対する考えや態度を観察してみて下さい。

③一番快適な場所で，横隔膜呼吸を1日に2回，10分間ずつ練習すること。練習の間は，**プリント❷**を参照して下さい。横隔膜呼吸を数分練習したら，いつもの呼吸の仕方に切り替えて，そしてまた横隔膜呼吸をもう数分行うとよいでしょう。きっちり10分間続けて行う必要はありません。

④このホームワークをしてみて，疑問や問題に思ったことを書き出してくること。そしてそれを次週のセッションに持ってきて下さい。

Ⅴ　まとめとフィードバック

　今日のセッションから学んだ重要なポイントは，どんなことでしょうか？　今日のセッションで一番役に立ったと思う部分はどんなところですか？【はっきりしないところや，わからないところを話すよう促して下さい。】あなたからの意見は私にとってとても大切なものです。あなたにとって最も役立つように合わせながらこれらのセッションをやっていきたいと思います。

Print ❶ セッションのまとめ：態度を変化させる

①**従来の態度**：いかなる症状も，明確な医学的意味を有している。

新しい態度：多くの症状ははっきりした原因がなく，明確な医学的意味を持っていない。この症状は，憂慮すべきものでも命を脅かすものでもない。

②**従来の態度**：どこかに私の症状を治すことのできる医師がいるはずだ。

新しい態度：医学的な意味や治癒を追い求めるのをやめるべき時が来ている。症状はなくならないかもしれないということを受け入れ，症状にうまく対処できるようになろう。

③**従来の態度**：この症状を完璧に取り除かない限り，良くなったとは少しも感じられない。

新しい態度：自分の症状について抱いている信念や思い込み，感情を変えることによって，不快感を減らすことができるし，生活の質を改善することもできる。症状を怖いものではない，とより現実的な方法でとらえることができる。

④**従来の態度**：良好な健康状態とは，症状が全くないことである。したがって，もしどこか悪いのならば，それは病気であるに違いない。

新しい態度：健康な人々でさえ，恒常的に何らかの感覚や症状を経験するものだ。多くの症状は，活動やストレス，感情などの害のない原因に対する反応であり，正常な身体的変化によって引き起こされる。私はこれらの症状に対して正しい感覚のラベルを貼り直す方法を学ぶことができ，気にしないようになれると信じている。

　感覚や症状に対する解釈や考え方が，症状の強さや気がかりだと感じる度合いに大きな影響を与えます。原因が脅威的であると信じれば信じるほど，その症状をつらいものとして経験するでしょう。"正常な"原因によるものだと信じる症状は，病気によるものだと思う症状に比べて，それほど激しいとは思われません。

⑤**従来の態度**：もし担当医が私を治してくれていないとしたら，その医師は，私自身や私の医学上の問題に関心を持っていないに違いない。

> **新しい態度**：担当医は私の不安を真剣に受け取ってくれており，私に良くなってもらいたいと思っている。しかしながら，医学的な知識には限界があり，全ての症状の治療法が明らかになっているわけではない。たとえ治癒することがなくても，これらの症状に効果的に対処するための他の方法がある。

★ **この知識をあなたにとって役立つものにするために** ★

それぞれの態度があなたのターゲットとなる症状に当てはまるかもしれないと考えてみて下さい。あなたの苦痛の一因となる態度はありますか？ そして，今それらを詳しく調べることはできますか。新しい態度のうち一つを選び，あなたの症状に当てはめ実践してみましょう。根気良く何度か試してみて，新しい信念を強化しましょう。

セッション1 Print ❷ 横隔膜呼吸

〈強調するポイント〉

①横隔膜呼吸の練習は,座って,あるいは横になった姿勢でやりましょう。最終的には,立ったり動いたりしながら,リラックスした呼吸をすることが可能になります。背中をまっすぐに支えられるようにし,腰を曲げないようにして下さい。腰と腹部を自由に膨らませられるよう,ゆったりした服装で行いましょう。

②横隔膜呼吸は,初め1日に2回,10分間ずつの練習をして下さい。2,3分横隔膜呼吸のやり方を練習したら休憩をとり,いつもの呼吸をして,それからまた2,3分横隔膜呼吸の練習に戻って下さい。最初の頃は,10分間続けて行う必要はありません。

③もしフラフラしたり,めまいを感じたり,あるいは,唇や指先がチクチクしたりするようなら,練習をやめ,それらの感覚がやむまでいつもの呼吸の仕方に戻して下さい。次の練習のセッションをする前に,説明を読み直し,過呼吸や過換気にならないよう気をつけましょう。

〈横隔膜呼吸についての説明〉

①落ち着ける場所を選び,きつい服は緩めて下さい。肩や背中,胸部の筋肉の力を抜きましょう。ここで一番重要なのは,腹部をリラックスさせ,呼吸に合わせて膨らませることです。

②空気を温めてろ過するため,鼻から息を吸い込みます。そして,より長く気道を保つため唇をすぼめて,口から息を吐き出します。いったんこのやり方がうまくできるようになると,鼻から呼吸ができるようになります。

③手をお腹のへその上あたりに軽く置きましょう。

④腹部を優しく押しながら,ゆっくりとすぼめた唇から息を吐き出します。こうして肺を空っぽにし,新鮮な空気を吸い込むスペースを作ります。

⑤次のサイクルを始めましょう:鼻からゆっくりと楽に息を吸い込み,数秒止めます。すぼめた唇からゆっくりと全部息を吐き出します。思ったより長くかかるかもしれません。息を吐き出すのに,吸い込む時の2倍くらい長く時間をかけましょう。少し止めて,体が息を吸い始めるのに合わせて,次のサイクルを始めます。吸い込むことと吐き出すことはそれぞれ,ゆっくりとやりましょう。

⑥呼吸が楽に深く流れるように感じるまでに,何回かかるかもしれません。息

を吸い込む時に1インチ（約2.5 cm）くらい手が上がったと感じ，吐き出すと手が下がるでしょう。

息を吸い込むと，腹部が膨らんで手が上がり，吐き出すと腹部がへこみ手も下がります。目標は，スムーズにリズムができて落ち着くことです。肺にかなりの量の空気が出たり入ったりすることは，心配しないで下さい。リズミカルな流れがより重要です。

〈精神を集中させる〉

基本的な動作ができていないようであれば，精神を集中させることもやってみたほうがいいかもしれません。精神統一の方法がいくつかある中であなたの好きなものを，一つ試してみましょう。

①あなたのお腹のへそのすぐ後ろに風船があると想像してみて下さい。息を吸い込む時，風船は膨らんで，お腹も膨らみます。息を吐き出す時，風船はしぼんで，お腹は空気が抜け平らになります。

②あなたの呼吸の流れが海の穏やかな波のようであると，想像してみて下さい。波が岸に寄せては返す――滑らかで，リズムがあり，とても心地よくリラックスできます。

③呼吸にフレーズをつけて繰り返してみて下さい。たとえば，吸って吐くのと一緒に，"relax" あるいは "let go" と言います。

④息を吸うのに合わせて1から4まで数字を数え，吐く時も1から4まで数えてみて下さい。

気長に練習を続けましょう！　もし疑問があれば，次のセッションでお尋ね下さい。

平均的には，興奮しておらず深くリラックスしている時，人は1分間におよそ15〜20回ほどの呼吸をします。これは，1回の呼吸が3秒あるいは4秒ほどであるということです。

セッション1 Print ③ ワークシート：症状日記

　症状を自己管理するための最初のスキルは，症状を引き起こし維持している要因を確認することです。その症状に気がついたのは何をしている時であったかを記録して下さい。そして症状が現れる前とその時に，どんなことを考えていたのかも記録して下さい。

日付	時間	症状	活動	思考
			症状に気づいたのは何をしている時でしたか？	症状に気づく前やその時は，どのようなことを考えていましたか？
〈記入例〉2003年5月2日	午前10時	胸やけ	忙しい朝／サッカーに行く子どもを車で送る時／子どもが口答えをした時／2杯目のコーヒーを飲んでいる時	"まだ……潰瘍ができているのかもしれない……新しい薬を飲まなきゃいけない"

セッション2　注　意

Ⅰ　セラピストにとってのキーコンセプト

　　自分の症状にその人が向ける注意の量は，知覚された症状の激しさに影響を及ぼします。症状に注目しすぎると，不快感が増加します。よくあるたとえは，患者のそのような現象を示しています。たとえば，家に一人でいる時にすねを激しくぶつけた時は，友達とスキーをしていて同じくすねをぶつけた時よりも痛く感じるでしょう。後者の例では，友達や活動のほうに気がそらされ，何にも気をそらすものがない時のように，注意がすねに集中することはありません。このことは，研究でも同様に示されています。ある研究者は，一方のグループの人には映画を見せ，それがどのくらい面白かったかを分ごとで評価させました。それから他のグループには，同じ映画を見せ，彼らが咳をした時を観察してみました。予想した通り，彼らは映画の最もつまらない場面の時に咳をしていました。それらの場面では，彼らはスクリーンで何が起こっているのかにあまり夢中になっておらず，それゆえ刺激の少ない，あるいは目立たない身体感覚に気づきやすくなっていたようです（Pennebaker, 1982）。別の実験では，ジョギングをする2つのグループの人に以下のことを行いました。1つ目のグループは，ステッパーでジョギングをしながら他の人が会話している声を聴きます。2つ目のグループは，ジョギングしながら自分がハアハアと息を切らしている音を聴きます。どちらのグループも，実際には同じ心拍数，血圧，呼吸数であったにもかかわらず，2つ目のグループのほうが，より強く疲労感を感じ，動悸，発汗が現れていました（Pennebaker, 1982）。

　　他の研究では，手術後の患者が自分の痛みの評定を頻繁にすればするほど，ますます痛みが激しくなることが示されています。これは，抜歯したばかりの患者でも証明済みです（Lavine, 1982）。ここでは患者のうち半分の人に，術後の2時間，20分ごとに自分の痛みについて評定するよう求めました。もう半分の患者には，術後2時間後に一度だけ痛みを評定させました。2時間経った時点では，2つ目のグループは，2つ目のグループよりも，とても強い痛みを報告しました。

　　症状に焦点をあてることはまた，不安をも高めます。症状は，私たちが注意を向ければ向けるほど，より不吉で心配なものだと思えるのです。懸念が大きくなると，人々は症状にさらに注意を向け，なおさら感覚が過敏になります。これは，さまざまな異なる青色の陰影について，平均的な人は，色の微妙な違いにほとんど注

意を払わず，単に"青色"と見る一方で，芸術家は色に対する関心が高いために違いを見分けることができるというのに似ているでしょう。人々は自分の症状における微妙な違いに注目するので，症状がより強くなり，疑われる病気が進行することを恐れ，より不安になってしまいます。これは，症状に対して一層焦点をあてて注目することにつながり，このサイクルが続いていきます。このサイクルは，心と体との間の相互作用を示しており，患者がそれを理解することと変容できるようになることとを結びつけやすくしています。

　セッション2ではまた，リラクセーション訓練と，感覚や症状への不健康な注目に対する介入として，ディストラクション（気をまぎらわすこと）の技法にも焦点をあてます。心気症の患者はただでさえ，身体感覚に敏感です。この敏感さは，不快な感覚や心配の原因となっています。しかしながら，リラクセーション訓練を通して，健康的で落ち着いた身体感覚に順応させることを教えることによって，この同じ敏感さを生かすことができるのです。

II　ホームワークのおさらい

　治療の目標とアジェンダをおさらいしましょう。このプログラムの目的は，身体症状を減らし，取り除くことのできない症状への対処法を改善し，日常生活における機能を向上させる方法を身につけることです。多くの症状が完全には説明されず治癒しないとはいえ，患者は，時間と労力を費やす方向を，治癒を追い求めることから症状への反応や態度を変えることに向け直すことができます。先週のセッション1で私たちは，よくある健康に関する神話について話し，事実に基づいたより役立つ態度を形成する方法について話しました。今日は，症状の知覚に対する注目が有する影響について話しましょう。また，症状を軽減させ，より楽に我慢できるようになるための，リラクセーションとディストラクションのメリットについても話します。今回は2回目のセッションですので，あと4回セッションが残っています。

　【ターゲットとなる症状を同定することと，セルフモニタリングの観察結果についておさらいしましょう。不安やパニック発作よりむしろ，心気症に特有のターゲット症状を特定することを手助けして下さい。たとえば，病気だという思い込みにつながるような漠然とした症状などです。ターゲット症状はまた，患者が症状を緩和する最も良いチャンスであると思うこと一つにすべきでしょう。患者は，この課題をすることで気づくであろう，これまで認識されてこなかった症状の数に驚くかもしれません。セラピストは，患者がこのセッションでの話し合いの中で述べた，思考パターンと行動に特別な注意を向けるべきです。人々がどのようにして，別々

の症状を認知的に結びつけ，病気によるものだとする考えへ不適切に飛躍させるかを指摘して下さい。

　横隔膜呼吸の練習がどのくらい進んだか確認しましょう。患者が報告した気になることや感覚は，全て取り上げて下さい。

　患者に5回ほど横隔膜呼吸の練習を繰り返し行わせ，見受けられる問題を直しましょう。】

Ⅲ 今日の題材

A. 注意と症状の知覚

　ここでは，身体症状の知覚に寄与する全ての要因を検討します。知覚とは，私たちの感覚を通して得る情報のことであり，さらに，その情報に意味づけを行うことです。注意は，症状の知覚に及ぼす最初の作用です。あなたが症状に向ける注意の量は，その症状を感じる強さの程度に影響を及ぼします。症状に対して向ける注意が多ければ多いほど，症状は私たちに害を与え悩ますものとなります。前述のジョギングをする人の例を参照して下さい。

　症状に焦点をあてることはまた，不安を高めます。焦点をあてればあてるほど，その症状はより不吉で心配なものに感じられます。そこには，症状を知覚する共通したサイクルがあるのです。症状に気がついてから，それに強い注意を向けると，症状はより深刻なものに思えてきます。そして不安になり，症状の詳細やわずかな特性全てに注意を向けます。それらにさらに近づいて観察するため，あたかも症状がさらに悪化してしまったかのように思え，病気が進行しているように感じ，非常に不安になってしまいます。そして，より注意深く症状にチャンネルを合わせ，そのサイクルが続くのです。

　しばしば，本当に身体的な原因が症状を引き起こしていることがあります。この要因は実際に不安なものであるかもしれませんが，あなたが疑っているような命を脅かす病気ではありません。強い注意は不安と関係づけられ，身体的な変化を起こし，症状が悪化しているように思われてしまいます。ある一つの例を挙げてみましょう。ジョンは，土曜日の朝に，重たい化粧ダンスを移動させました。彼はその時は大丈夫でしたが，その後に胸部全体に圧迫感が現れました。彼はドキドキして，自分自身にこう言います。"父がそうだったのと同様に，これは心臓発作かもしれない！"彼は歩き回り，緊張して心配になりました。さらに胸の圧迫感が強くなったと感じ，緊急治療室に搬送してもらいたいと救急車を呼びました。胸部の圧迫感に気持ちが集中し，左腕を動かすと突き刺すような痛みを感じます。そうすると恐

怖をより強く感じ，彼は"これは，私はもう死ぬということなんだ"と考えました。彼の心臓は激しく鼓動し始め，深い呼吸をしにくくなりました。

　緊急治療室では，医師が心電図や血液検査など，身体検査を全て行いました。結果は全て正常です。循環器内科医が「最近力を出しすぎるということはなかったか」と尋ねるまで，ジョンはなぜ胸の痛みが心臓発作ではないのか，気づきませんでした。そして，彼は朝化粧ダンスを移動させようとしていたことを思い出し，ジョンの症状は，胸部の筋肉を無理に引き伸ばして痛めたことに端を発すると医師は説明しました。ジョンは最初にズキズキという痛みを感じた時，それがてっきり自分の心臓だと思い込んで，非常に心配になり，心臓病を持っているという疑いに適合するような，胸の感覚を注意深く調べていました。この筋肉の緊張は，肋間筋を引っ張っていて，発作や刺すような痛みを引き起こすことがあります。心臓と左腕の神経終末を含む神経節は，胸部左上のあたりに位置しています。これらの神経は，筋肉のけいれんによって活動し，痛みは左腕に広がります。ジョンは圧迫されていると強く感じ，そのため彼の体の中では，アドレナリンが血流に分泌され，心臓が激しく鼓動を打ち，もう死ぬんだという感覚をもたらしました。

　害のない原因が一連の出来事のきっかけとなっていたことを，ジョンはいったん理解すると，陰性の検査結果と説明を聞いて安心し，リラックスしました。彼の呼吸はゆっくり落ち着き，筋肉の力が抜け，心臓の鼓動が力強くいつものリズムで打っているのをモニターで見ました。彼は自分自身にこう言います。"自分の心臓は元気だ。大丈夫だろう。"間もなく，胸の痛みはすっかり治まりました。

　ジョンの例で示されたように，この種の注意は非常に選択的です。つまり，あなたが何かおかしいと暗示するような疑わしい症状には気づき注意が集中するのですが，あなたの信じることと相反する症状や感覚は無視されるのです。これは実際に，心理学の一般的な原則なのです。私たちは何かを説明する原因を自分が有していると思い込んでいます。私たちはいったん自分の考えを作り上げてしまうと，自分の信念や解釈を支持する情報だけに目を向け，それと相反する物事は無視するものです。したがって，もしもあなたが，急に立ち上がった時にめまいを感じるという事実が気にかかるとしたら，めまいが起こる時はいつでもそれに気がつくけれども，あなたが立ち上がってめまいを感じなかった場合には注意を向けないのです。もしあなたが"中毒性の"建物の中で働いていることを心配しているとしたら，鼻詰まりに気づいた時はいつも，建物内の汚染物質のせいであると思い，建物に入って普通に呼吸をしている時はいつもそれを無視しています。

　ジョンの体験は，注意と認知の自己永続的なサイクル（相互の関係）を明らかにします。注意を向けることは症状の程度を強めるのです。これは逆に，不安を抱かせるような原因帰属をより増幅させます。"とても痛むのならば，実際にどこかが

悪いに違いない"という考えは，症状により多くの注意を向けさせ，サイクルがそれ自身を維持させるのです。このプロセスを経験したということは思い当たりませんか？

　症状に向ける注意が増加すると敏感さと不快感が増え，向ける注意が減少すると不快感が減るでしょう。実際にスキーをしていて，スキーをしていることに注意が向いている時は，痛みをあまり感じないというスキーヤーの例を思い出して下さい。この現象は，医学的な状況でも同様に示されています。病院の看護師は，昼間よりも夜間においてより多くの鎮痛剤を患者に与えています。夜間は，患者が一人きりであり，患者は痛みにより多くの注意を向けます。痛みが悪化したように思えるため，彼らは鎮痛剤を要求するのです。昼間は，活動や訪問者によって，痛みから気をそらされています。人がいる時，患者は痛みが少なくなったように思われ，看護師はあまり鎮痛剤を要求されることはありません。ここで重要なことは，痛みや不快な感覚は，それに注目することによって悪化しうると同時に，それ自身から気をそらし無視できるようになることによって，減じることができるということです。

　ディストラクションは，注意を向ける方向を不快な身体感覚や厄介な考えから，夢中になれる活動へ向け変えるのに効果的な技法です。数を数えるゲームや趣味，家事，パソコン作業，身体活動，あるいは音楽に合わせて歌うことなど，ディストラクションの方法はたくさんあります。自分の症状から注意をそらすために，どんなことをしていますか？　あなたは注意をそらしているとは気づかずに，それをやっているかもしれません。ディストラクションは，役立つ手段になりうるでしょう。何人かの患者は，好きな活動のプランを立てている間や，あるいは面白いテレビ番組を見ている間は，自分の症状にはほとんど気づかないと言います。ディストラクションの技法の**プリント❷** (p27) は，試しにやれそうなアイディアをいくつも与えてくれるでしょう。

B. 練 習

　あなたの喉に注意を集中させて下さい。どの程度乾いていてチクチクすると感じるかということに注目して下さい。喉をすっきりさせたいという衝動が現れるかもしれません。もしそうであれば，あなたの喉は今やむずむずしているように思われ，喉がいがいがすることを見つけやすくなり，咳をしたいと思うかもしれません。喉に注意を向けることは，そうするまでは煩わしくなかった，全く正常な喉の感覚を増幅させるのです。

　これまで，あくびや咳，かゆみのような症状がうつりやすいとどれだけ思われているのでしょうか？　グループの中のある一人が顔をかくと，他の人もそうし始

ます。これは，同じプロセスです——彼らの顔からくる感覚に呼び起こされて注意が向くようになり，注意が感覚を増幅させ，煩わしいものとなるのです。

【ディストラクションをした時に，症状を精査することを増やしたり減らしたりしてみて，症状が悪化したことがあるかどうか，患者に例を挙げてもらいましょう。たとえば，ある人は面白い映画を見ている間は腰痛が気にならないけれども，映画が終わってから再び気づいてしまうのかもしれません。】

C. リラクセーションをもたらす横隔膜呼吸を通した肯定的な注意

ここまでで，身体感覚や症状へ注意を向けることが，症状が悪くなったと感じさせうるということを話し合ってきました。内部状態への感覚を高めることは，不快な感覚や心配の原因となります。しかしながら，同様の感覚を，より健康で快い身体感覚の気づきをもたらすことに利用できるのです。筋肉の緊張や心拍数といった，多くの身体症状があれば，その感覚を悪化させる可能性もあるし，ある特別なタイプの思考をすることで，感覚に対する注意を集中させることによって，良くなる可能性もあります。心気症の患者は，自身の症状をコントロールできること以前に，他の人々が身につけるのに努力を要する高度なスキルを既に持っています。

私たちは，リラクセーション反応を感じられる横隔膜呼吸をすることで，筋肉の緊張が減り，心拍数が遅くなり，感覚が落ち着いてきたことに気づくかもしれないことがわかりました。これらの感覚は肯定的であり，健康にとって有益な効果があります。

D. 練　習

横隔膜呼吸のやり方で呼吸を10回ほど行い，指導しましょう。症状に対して，快く正しい感覚のラベルを貼り直すことを強調しながら，その体験について話し合いましょう。そして，それらの感覚を肯定的で健康的なものとしてとらえることのできる患者の力を強化しましょう。

Ⅳ　まとめ

主要なポイントを補ってまとめ（**プリント❶**），患者に自分自身の言葉で言い換えてみるよう伝えましょう。

Ⅴ　ホームワークの課題

① 【横隔膜呼吸のテクニックの録音テープを渡して下さい。】横隔膜呼吸のテク

ニックの練習（**プリント❸**）を，1日に2回10分間ずつ行うことを続けて下さい。毎日録音テープを使用してやっていたことを，テープなしで自分で練習してみるようにしていって下さい。集中することで練習がうまくいくということを思い出しましょう。

②**プリント❷**の中からディストラクションの方法を2つ選んで下さい。今週ターゲットとなる症状に注意を向けていることに気づいたら，そのディストラクションをやってみる練習をして下さい。そして，ワークシート（**プリント❹**）にその効果をメモして下さい。

③ワークシートに記入して，次のセッションで持ってきて下さい。

プリント：セッションのまとめ，ディストラクションの方法，リラクセーションの録音テープ，ワークシート（p25～29）。

Print ❶ セッションのまとめ：注意

　注意は，自分の身体が刺激を感じて反応するプロセスに影響を与える重要な因子の一つです。症状に向ける注意の量は，その症状をどのくらい強いと感じるかということに影響を及ぼします。症状に向けられた注意が多ければ多いほど，ますます自分に害を与え悩ませる症状となるでしょう。たとえば，家に一人でいる時にすねをイスにぶつけると，友達とスキーをしていてすねをぶつけた時よりも痛みを強く感じます。後者は，楽しんでいることや友達と一緒にいることによって，気がそらされています。そのためけがにはほとんど注目しません。一人で家にいる時は，痛い感覚や傷のほうへ一心に焦点をあてるでしょう。

　注意は，自分の情動が刺激を感じて反応するプロセスにおいても影響を与える重要な因子の一つです。症状に焦点をあてることは，不安のレベルを上昇させます。焦点をそこにあてればあてるほど，その症状はますます深刻で心配なものとなります。きわめて強い注意が不安と組み合わさると身体的な変化が起こり，症状の原因は変化していないにもかかわらず，症状が悪化しているように思われるのです。

　症状に向ける注意が増加すると同時に，敏感さや不快感が増え，注意が減少すると，不快感も減ります。ディストラクションは，あなたの注意を身体感覚や気がかりな考えから離れた方向に切り替えるための効果的な方法です。

　多くの心気症の人達は，自分の身体内部に向かって精密に調整された感受性を開発し高めてきました。この感受性の高さは，不快な感覚や気がかりの一因となります。しかし，同じ敏感さが，リラクセーションを身につけるのをより簡単にさせるのです。リラクセーション訓練は，ストレスや不安を減らすのに役立つでしょう。

> ★ この知識をあなたにとって役立つものにするために ★
>
> 担当医が調べて，深刻な原因によるものではないとわかっている症状を選びましょう。症状について，5を最も煩わしいものとして，1〜5の基準で評価して下さい。何が原因なのか，体内で何が起こっているのかを想像しながら，5分間，症状に一心に集中して下さい。あなたが，しばしばその症状に対して心配してしまう考えを，あえてはっきりと頭の中に思い浮かべてみて下さい。それからもう一度1〜5でその症状を評価して下さい。あなたの評価点はどのようになりましたか。そしてすぐに，ディストラクションの方法（プリント❷）と練習を10分間行って下さい。さきほどと比べて，症状の評価点はどのようになりましたか？ 変化しましたか？
>
> 症状に注意を集中させていることに気づいたら，リラクセーションの練習や注意をそらす練習をして休憩をとって下さい。ここでの目標は，注意や不安，その症状に付随する恐ろしい意味を減じることによって，症状を知覚するサイクルを中断させることです。たとえ症状がなくならなくても，コントロール感覚をより強く感じ，困惑感は減るでしょう。

Print ❷ ディストラクションの方法

　ディストラクションは，煩わしい感覚や繰り返される心配とは異なるほうへ，意識を向け直します。いろいろな方法が以下に書かれていますが，夢中になれるような活動を選ぶのがよいでしょう。

①アルファベットの初めから終わりまで，いろいろなスープの名前をつける。たとえば，Aはアスパラガス（asparagus），Bは豆（bean），Cはきのこクリーム（cream of mushroom）というように。あるいは，50州全ての名前を挙げる。

②皿洗いや，植木鉢の水やり，何かを作るといった簡単な作業をする。その活動に全ての注意を向けること。

③楽しめる手芸などに時間を費やす。たとえば，編み物やレース編み，木工，ビーズの糸通し，日記を書く，絵を描く，落書き，ぬり絵など。

④外の世界に目を向ける。窓の側に立って，通り過ぎる車の数を数える。お庭について先週と変わったと気づいたことを述べる。

⑤あたかも映画を見ているかのように，あなたの記憶の中で幸せな場面を再生する。その場面を生き生きとしたものにするために全ての感覚を使う。たとえば，あなたの周りの気温や音，明かり，そよ風など。

⑥リズムをとる。たとえば，ラジオに合わせて一緒に歌う，指をトントン打つ，詩を暗唱する，猫をなでる，など。

⑦あなたが楽しみにしている活動の計画を練ることに集中する。

⑧ゲームをすることは，良い気晴らしになる。たとえば，コンピューターゲームや，トランプ，クロスワードパズル，言葉ゲームなどをする。

⑨ユーモアのセンスを持っている人に電話をかける。症状や健康のことについて話すのは，意識的に避ける。

⑩温かいお風呂に入るかシャワーを浴びる。

⑪体を動かす。少し歩く。

⑫顔や首，手，肩，足を，良い香りのローションを使ってマッサージする。

セッション2
Print ❸ 簡単なリラクセーション

　簡単なリラクセーションは，過度な身体的興奮を低下させ，ストレッサーから距離を置き，より健康的な見方へ再び焦点をあてる機会を与えるために，横隔膜呼吸のテクニックを使う時の，追加的な方法です。短いリラクセーションを，1，2時間ごとに，頻繁に行う予定を入れると最も良いでしょう。

　あなたがまだあまり慣れていない場合は，これらのリラクセーションがやりやすいでしょう。

①**秒読みをして呼吸する**：目を閉じる，あるいは床のほうを見て下さい。息を吸い込み，吐き出すと同時に，"10"と言います。そして，少しゆっくりと深めに息を吸い込みます。吐き出す時に，"9"と言います。そして0になるまで，1回1回の呼吸に合わせてカウントダウンを続けます。息を吐き出すことと一緒に，あなたの体から緊張が抜けていくのを感じましょう。

②忙しい職場で働いている時に，電話をとり，受話器を持ったままの姿勢でいます。そして数回ゆっくりと呼吸をして，肩を下げ，背中をまっすぐにします。あるいは，紙を一枚とって，それを読んでいるふりをして，実際はページの一つの単語を見ているだけですが，ゆっくりと数回呼吸をします。また，窓の側に立って，少しの間呼吸と体の緊張を緩めつつ，そこから遠く離れた特別な場所にいるかのような想像をしてみましょう。

③**5分間の休憩**：落ち着ける場所に座り，目を閉じ，呼吸に注意を向けます。横隔膜呼吸をしましょう。空気があなたの体の中を出たり入ったりすること以外何も考えないようにします。吸い込むと同時に，"relax"と言い，吐き出す時は"let go"と言いましょう。5分後，立ち上がり，背伸びをして，笑顔になりましょう。

セッション2
Print ❹ ワークシート：ディストラクション

　ディストラクションは，不快感や不安を減らすのに効果的なスキルです。ディストラクションのテクニックやリラクセーション，あるいはあなたの症状から注意を向け変える他の方法を使ってみて，症状に及ぼす影響について記録して下さい。

日付	時間	症状	思考	やってみたこと	効果
〈記入例〉 2003年 5月2日	午後8時	頭痛	"この頭痛は，高血圧のせいに違いない……脳梗塞かもしれない！"	横になり，好きな音楽を聴いて，深く呼吸をした。	頭痛は，レコードが終わる頃にはだいたいなくなり，静まった。

セッション3　認知（信念と思考）

I　セラピストにとってのキーコンセプト

　セッション3では，原因帰属が身体知覚にいかに影響を与えるかということを念頭に置いて，認知を構成する主要な要素を紹介していきます。適切な医学的介入を既に受けており，深刻な医学的原因が何も見当たらない症状について話し合うことを強調して下さい。くれぐれも，新たな症状や病気を無視することを推奨しているのではないことを明確にしましょう。これらの方法は，長年にわたって煩わしい症状であったもので，適切な医学的評価がなされている症状に適用することになっています。

　感覚に対する認知的評価は，それを不快に感じる度合いに影響を与えます。つまり，あなたが症状について考えることが，症状の強さや危険性，不快感をどのくらい感じているかということに大きく影響するのです。これは，症状に対して行う原因帰属に関して特に当てはまります。たとえば，ある物事が脅威的であると信じれば信じるほど，一層それをつらいものとして体験するでしょう。私たちは全ての物事に対して何が原因であるかという帰属の評価をしており，たいていの人はだいたいその感覚を正常なものと見なします。私たちが"正常"で良性のものであると信じている症状，たとえば睡眠不足や過労といった"通常の疲れ"，あるいは，食あたり，運動不足などの日常的に経験するような症状は，病気が原因であると帰する症状よりも，激しさの程度がずっと低く感じられるのです。たとえば，脳腫瘍によって引き起こされていると思い込まれた頭痛は，目の疲れによって起きたとする頭痛よりも，はるかにひどく悪いように思えるでしょう。感覚としては同じであっても，苦しみの程度は全く異なるのです。たとえば，足の骨肉腫の感覚と靴がきついという感覚は同じなのですが，その苦しみは全く異なるものです。

　私たちの信念や知識，意見，思い込みは，自分の現在の症状をいかに知覚するかということに影響を与えるだけではありません。その後に体験するであろうことに関する一連の予期や暗示を私たちに与えることによって，将来の知覚をも形成するのです。いったん何かの原因に関する考えや信念を持つと，その疑いが正当であると証明する情報のみ選択的に気づきやすくなり，それらと矛盾する，新しい情報を無視するようになります。

　しばしば，心気症の患者は，ある特別な症状が特定の病気から生じていると疑い

始めると，他の良性の害のない症状についても，その特定の病気から起こっているものと疑い始めます。これらの症状はより持続的に生じるようになり，患者が病因学的な疑いを持つことによって増幅されます。たとえば，患者が喘息を持っていると確信した後に，単に階段を上ったことに起因する息切れを喘息が悪化しているせいだと考え始めた，という報告がありました。

　患者にとって，良好な健康状態とは，症状が何もないということではないと気づくことが重要です。煩わしい身体症状は，良好な健康状態と両立しうるものなのです。標準的に健康な人は，4～6日ごとに，新しい症状を報告します。たいていの症状は害のない身体機能の障害で，日常的にあるものとして多くの健康な人々が経験するようなものです。41％の人々は過去6ヵ月間で背中の痛みを感じたというし，26％は頭痛に悩まされたと報告しています。つまり，86～95％の人は，2週間間隔で少なくとも一つの症状があったと報告するのです。

　これらの話し合いの中でよく生じる問題は，心気症の患者が，非常にリスクの低い問題を許容できないことです。たとえば，制限を受けはするが健康を脅かすようなものではないことで，心気症患者ではない人の大部分がその存在を認め，かつ気にしないでいることのできる問題です。これらの心気症の患者は，しばしば病気でないことが，本当は確かであるかもしれないという（病気であると信じ込む考えに対して）反対の仮説を持っている場合があります。この仮説を認識し異議を唱えることを身につける手助けが役に立つでしょう。セッションの教育的な部分では，変化を起こすために必要かつ有益な要素として，リスクにチャレンジすることに焦点をあてます。このコースを通して，患者は思考と行動の両方を変化させるリスクを負うことを求められるので，よりたやすくリスクを冒すことができるように，話し合いが重要となります。

　心気症患者はまた，内科医から言われた安心する言葉を認知的に処理することが非常に難しいようです。彼らは，正常だというテスト結果に慰めを見出さず，安心させるメッセージを原因帰属に影響を及ぼせるほど十分に長く持ち続けることができません。このプログラムでは，健康ケアの専門家や自分自身からの励ます言葉を取り入れかつ持ち続け，そして信じるといった方法を扱います。

　セッション3における介入アプローチは，症状に対する説明として，実行可能でより害のない解釈の代替案を検討するのを援助することを含んでいます。代替的な解釈を考え出す力は，セッション4における選択的注意の再構成のテクニックと切っても切れない関係です。

　セラピストはセッションの間中，治療の目標を念頭に置いておくことが非常に重要です。目指す目標は，患者の苦痛を減らし，機能や自己効力感を改善することです。セラピストは，短期的な治療からどのようなことが期待されるか，現実的な点

を考えるよう促すことが必要とされるでしょう。症状は6週間以内に治るだろうとか，あるいは安心してよいですよ，などとほのめかしてはいけません。教育セッションでは，積極的に参加することによって治療が促進されると認識することの重要性を強調するとよいでしょう。

II　ホームワークのおさらい

治療の目標とアジェンダをまとめます。このプログラムの目的は，身体症状を軽減し，取り除くことのできない症状に対処する方法を改善し，日常生活における機能を向上させる方法を身につけることです。多くの症状が全て解明されたり治ったりすることがなくても，患者の時間と労力を費やす方向を，治癒を追い求めることから症状に対する反応や態度を変えることへと向き直すことができます。信念や態度，気分，そして行動を変えることによって肯定的な変化が起こります。前回は，症状が良くなった，あるいは悪くなったと感じることに対して，いかに注意が影響しているかということを話し合いました。症状を軽減し，楽に耐えることができるようになるための，リラクセーションやディストラクションのメリットについても話しました。今日お話しするのは，思考や信念の力とその影響についてです。症状が何を意味しているのか，私たちの体について症状からわかることは何かということに関する理解を変化させるために，症状について別の考え方をする練習をします。今回は3回目のセッションで，この教育セッションはあと3回あります。

家でリラクセーションを練習した時にあった問題について扱いながら，おさらいをしましょう。【患者がやってみたディストラクションの方法についても振り返ってみて下さい。患者は，症状の変化に気づいたでしょうか。症状が多くなったでしょうか。新たに中性的な，あるいは心地良い感覚があったでしょうか。もし必要であれば，改善するよう提案しましょう。継続して毎日練習を行うことが，スキルを習得するために重要であることを強調して下さい。】

横隔膜呼吸の方法を用いて，リラクセーションの練習をしましょう。

III　今日の題材

A. 症状に関する認知の影響

誰でも何が起こっているのか，どうしてそれが起こったのかということを，自分自身の内側と外側の両面から知りたがるものです。不快な身体感覚に気づいた時，なぜそれが起こったのか，それは何を意味し，何によって引き起こされているの

か，それがどのくらい重大であるか，自分はそれに対してどう対処できるのか，という判断を下します。思考や自己内言語，思い込み，信念，知識と，自分自身や世界が最終的にどうなるかという予期とを組み合わせて考えています。したがって，身体感覚に対する考えや疑いが形成されるのは当然のことなのです。しかし，ある考えが症状を増幅させ，より煩わしくさせたり破壊的なもののように感じさせ，持続させることで，問題が生じる可能性があります。

　感覚に対する認知的評価は，症状を不快に感じる度合いに影響します。つまり，私たちが症状に対してどう思うかということが，その症状がどれほど激しく，有害で，煩わしいと感じるかということに大きく影響するのです。これは特に，私たちが症状について行う原因帰属に関して当てはまります。つまり，脅威的であると信じれば信じるほど，よりつらいものとしてそれを体験するのです。睡眠不足や過労，老化，ストレス，食あたり，運動不足というような，私たちが"正常"で害がなく，よくあることだと信じている症状は，病気によるものだと思う症状よりもあまり激しくないように感じられます。たとえとして頭痛を挙げると，その頭痛が脳梗塞によって引き起こされていると考えると，目の疲れからくる頭痛だと思うよりも，ずっとひどく感じるでしょう。感覚は同じであっても，苦痛ははるかに強いのです。もしあなたが睡眠時無呼吸症候群で，それは健康問題をさらに悪化させうるような深刻な病気であると考えているとしたら，この懸念はあなたの不安を高め，ますます夜眠りにつきにくくなるでしょう。眠りにつくのに時間がかかればかかるほど，より一層不安になるでしょう。このように，あなたが障害をひどいものであると思えば思うほど，症状が悪化するのです。

　私たちが最初何かに気づいた時はいつでも，それが物音であろうと身体感覚であろうと，自動的にそれを説明しようと試みます。もしバンという大きな音がするのが聞こえたとしたら，ドアが閉まったのか，車のエンジンか，あるいは発砲なのかなどと自然にあれこれ思いを巡らすでしょう。もしも道路を歩いている時に，自分の手がひどく冷たいことに気がついたとしたら，寒い天気のせいだろうと思うか，歩いている最中に感じた不安のせいか，あるいは，体内の血液循環に問題があるせいだろうか，などと考えるでしょう。不快な感覚に気づいた場合はたいてい，その原因が良性のものなのか，あるいは深刻なものであるのか，その症状を引き起こしているのは何なのかを考えるでしょう。

　症状が良性のものであるとする解釈としては，食べすぎや，"消耗感"，運動不足や体がなまること，睡眠不足，老化などがあり，広範囲にわたります。このような解釈は，症状を正常と見なし，煩わしさを減らします。他方では，より憂慮すべきもので，何かの前兆だと考える解釈もあります。つまり，この症状は正常ではない，何かがおかしい，これは病気なんだ，と疑うかもしれないのです。もしもあな

たが既に病気であると診断を受けているのなら，その病気が悪化していると考え始めるかもしれません。これらはごく自然な考えですが，良くなっていると感じるほうではなく，悪化していると感じるほうに導いていくのです。

　信念と考えは，別の面においても重要です。現在起きている感覚に影響を及ぼすことに加えて，それらは私たちが次に何を体験するかについての予期を生み出すことで，その後の知覚を形成します。予期することは，知覚を形成する強い力を持っており，そのサイクルは以下のようになっています。最初は，感覚あるいは注意に気づきます。続いて，その原因についての考えあるいは信念を形作ります。それから，その疑いが正しいことを示すような情報だけを取り入れ始めます。疑いを支持しないような証拠は無視されるでしょう。間もなく，別の解釈を見出そうとするのをやめます。そして，特別な症状が特定の病気から生じていると疑い始めると，他の良性の害のない症状についても，その特定の病気から起こっているものと疑い始めます。これらの症状はより目立つようになり，最終的には，その信念に従って反応したり行動したりするようになるでしょう。

　このことは，日常の中で起こっています。たとえば，もしあなたが勤務している建物内の空気の質が原因で起こる鼻の病気を心配しているとしたら，勤務中で鼻詰まりがある時に特に頻繁にそれに気がつくでしょう。仕事に行って，一日中呼吸の調子が良い時は，鼻詰まりに気づかないかもしれません。あるいは，森を歩いている時に，地面に茶色く曲がりくねっていて細い形をしたものを見つけたとしたら，それはヘビだと思い込むかもしれません（私たちは結局のところ都市生活者なのです）。もしその後シュルシュルという音が聞こえたら，この音はヘビが周りで動いているからだと断定するでしょう。いったんこの結論に至ってしまうと，シュルシュルという音を説明する他の原因を見つけようとしなくなるので，そよ風が吹いて，木の葉が擦れてサラサラいう音であることを確かめようとはしません（Pennebaker, 1982）。その音の原因が何であるかということを既に決めてかかっているのです。このようにして，もとの仮説が誤りであることを証明するような，適切な情報を集めることが妨げられてしまうのです。そして，すぐに怖くなって逃げ去ることでしょう。この形をしていて，そういった音がするものについて，何か代わりの解釈を考えることができますか。もしも外界の他の手がかりを探していたならば，その解釈はどのように異なっていたでしょうか。

　ある患者は，このことと同様の考えを述べています。この男性患者は，50歳の誕生日を迎えて数ヵ月ほど経ってから，若い頃よりも疲れやすくなったと感じることに気がつきました。しかし，彼はそれを"年をとったことによる単なる疲労"であるとは思っていませんでした。ある日，彼は同僚に顔色が悪いと言われ，自分は貧血なのだろうかと思い始めました。というのも，貧血は顔色が悪くなるものだと

聞いたことがあったからです。いったんその疑いが彼の頭の中に植えつけられると、彼は自分の不安を裏づけるような他の症状を注意して探すようになりました。階段を上った時、普段よりも息切れがするように感じました。これを過去にそうであったように体調が優れないせいだとするのではなく、今や彼が病気であることのさらなる証拠であると考えたのです。

　ある研究はこれと同様のことを実証しています。その研究において患者は、胸部X線検診の結果から心臓病の可能性が示されている、と告げられます。心臓病である可能性を告げられた直後に、患者のうち8%が新たな心臓病の症状があることを示しました。その上で、十分に検査結果の説明を受けた後に、具合が悪いと言った人は一人もいませんでした（Wheeler et al., 1958）。

　医学生でさえも、症状に対する認知の影響を大きく受けることがあります。医学生は、生まれた時からずっとある症状を、初めて習ったばかりの深刻な病気が原因だと考えることがあります。もともとあった症状に対して、不吉で不安にさせるような新たな解釈をするようになるのです。典型的な例として、進行の速い多発性硬化症で入院している若い男性患者の担当となった医学生が挙げられるでしょう。その医学生はテキストで多発性硬化症のことを読んだ際、発現しうる症状や若い成人がかかりやすいということを学びました。そしてある時、彼が髭を剃っている際に鏡を見て、自分の顔の下半分が全く左右対称でないことに気がつきました。彼はすぐに、これは多発性硬化症の最も初期の症状であると結論づけました。実際は、何年間も変わらず自分の顔が左右対称でないことを毎朝鏡で見ていたのですが、それが深刻な病気の症状となりうるということを学ぶまでは、そのことに何らかの意味を結びつけることはありませんでした。このことは、新しい情報がもともと存在した症状に影響を及ぼすことをはっきりと示しています。この原因帰属の仕方によって、医学生は症状が悪化しているように感じ、やがて最後にはその症状の治療を望むようになるでしょう。

　マスメディアは、新しい情報を得るための一般的な情報源です。私たちは毎週マスメディアから新しい怖い病気について耳にしています。たとえば、鳥インフルエンザや、西ナイル熱、馬脳炎、"肉食性バクテリア"、炭疽菌、エボラ熱、狂牛病、ハンバーガーに含まれるきわめて有害な大腸菌、ライム病などです。時々、病気のことを聞いただけで、ずっと以前からあるごくありふれた感覚に対して、疑いの種を植えつけてしまうことがあります。そして、テレビの中で述べられていた症状が他にないか、自分の体を細かく調べてみます。時々、有名な人が病気になったという話をテレビや新聞で聞いたりすると、自分もその病気なのではないだろうかと疑問に思うことがあります。その時点で、長い間存在していた、それまではいつも無視していた軽度の症状に気がつきます。もしもあなたが心臓発作を心配しているの

ならば，胃の痛みが胸部の痛みであるかのように感じられます。つまり，レーガン元大統領がアルツハイマー病であることを知った後に，電話番号を思い出せないという出来事があると，自分の記憶が衰え始めてきたのだろうかと心配になるのです。患者は，医学ニュースの記事を読んだ後で，自分の質問パターンがあることに気づきました。彼女はまずこう問いかけます。"これは遺伝なのだろうか。もしそうだとしたら，どのようにしてそれがわかるのだろうか？"彼女は，この質問をすることで，そのような危険性がないのに不安になっていることに気がつきました。その後他の人々の病歴を知り，そういったことを自分に問いかけないよう練習をしてからは，より安心できるようになりました。

【漠然としている刺激を否定的にとらえた時に，より良性の解釈の可能性が排除されることについて，何か経験した実例があるかどうか，患者に尋ねてみて下さい。】

それでは，症状の原因や経過についての信念を変容させるには，どのようにして取りかかるとよいのでしょうか。その答えは，症状の別の原因を考えることです。苦痛を感じている理由をさらに探すよりむしろ，安心を得ようとする方法を身につけるのです。まず，良好な健康状態には，いろいろな良性の不快症状や軽い疾患が付き物である，と理解することが重要です。それから，症状に関して代わりの解釈を考えられるように心構えをしましょう。次に，あなたは考え方や自分への説明の仕方を変えることによって，信念を変えることができるのです。

B. 解釈の代替案を作り上げる

1) リスクを冒す（実験を行う）

考え方や振る舞い方を変える方法には，新たなリスクを負うことが含まれています。そのリスクとは，新たな解釈を考えるリスクや，なじみのある信念を放棄することからくる不快症状，まだやったこともない新しいことをあたかも信じているかのように振る舞うこと，心地良く感じるようになるまでしばらくの間新しい反応を試みることに伴うリスクなどです。あなたは既に，さまざまな別の領域でリスクを負うことに熟練しているはずです。たとえば，運転を学ぶことに伴う身体的なリスク，新しい友達を作ることに伴う情緒的なリスク，転職しようとする際の個人的なリスクなどがあります。さらに，あなたはある状況における健康上のリスクに耐えうる力を持ってさえいます。あなたが恐れてもいないような，それにかかることを心配してもいないような病気がたくさんあります。かかる可能性を有しているそれらの病気を，あなたはどのようにして可能性がないものとして排除しているのでしょうか。自分自身にどのように説明しているのでしょうか。どのようにしてそれに関するニュース記事を気にしないでいられるのでしょうか。あなたが心配する症状

に当てはめることができるような，脅威的でない状況で作用している認知的な方略があるのかもしれません。ある一つの例として，家族の多くが若くして心臓病で命を落としたために，いつも心臓発作を恐れている若い男性の例が挙げられます。彼は，通常の健診をした何年か後になって，"自分も母親の遺伝子を持っているけれど，家族は心臓に関しては健康である。結局のところ私はその危険性をきっと持っていないだろう"と自分に言い聞かせるようになりました。

　ある患者は，運動プログラムを始める際のリスクについてこう述べています。彼女は，呼吸が楽にできないことや，胸部の痛みが生じること，あるいはウォーキングのために1時間早く起きるのが辛いということを心配していました。しかしながら，肥満による高血圧あるいは心臓発作が起こるリスクは，それらに取り組むリスクよりも高いのです。彼女が1ヵ月間毎日ウォーキングをするようになってからは，体力がついて，呼吸が楽にでき，自分のために過ごす時間が楽しみになりました。彼女がウォーキングを始めた頃は心疾患があるわけではないので，懸念しているような胸部の痛みを経験することはなかったのです。彼女は，以前より肯定的な言葉で考え，自分の健康をコントロールできるとより強く感じるようになりました。適度なリスクを冒すことの主な利点は，恐怖感が過大評価されていることを知り，自分は新しい状況に対処できるということを知る機会になるということです。

　いかなるリスクもメリットとデメリットがあり，取りかかる前にそのことを考えておいたほうが賢明でしょう。自分自身が勝手にデメリットをもたらすと思っているリスクを，考え直す時間を少しでもいいのでとって下さい。これは，症状に対して異なる方法で対処することも含むでしょう。あなたの考え方や，症状への反応の仕方を変えることを困難にしているのはどのようなことでしょうか。あなたの症状によってコントロールされないことの利点は何でしょうか。変化によってどのような効果が得られるでしょうか。このリスクを冒さなかった場合，どのような結果になるでしょうか。過去にどのようなことがあなたが新しいリスクに挑むことを助けてくれましたか？

【患者が答えたり提案したりしている時は，それをボードに書き出しましょう。】
より不快感を感じずにリスクを負う方法がいくつかあります。あなたが既に提案したことに加えて，変化を小さなステップに分けることや，想像の中で，あるいは友人と一緒に，どんなふうに言ったり振る舞ったりするかをリハーサルすること，最も恐れていたことが起こる見込みを現実的に考えることなどが役立つことがあります。恐怖に直接向き合うことは，恐怖を避けるよりもその大きさを小さくするのにたいてい効果的です。このプログラムを通して，不安を自己管理し自信をつけるのに役立つ，さまざまな手立てについて話し合います。これらには，リラクセーションや，ゆったりと呼吸をすること，歪んだ考え方を変え，ストレスを減らすことな

どがあります。

2）代わりとなる解釈

あなたの症状の原因や経過についての信念を変化させるには，どのようにしたらよいのでしょうか。これに取り組むには，病気によるものではない症状の原因について理解を深めることが必要です。私たちは，映画スターやフィットネスモデルのように生き生きしていることが健康であると見なすものです。しかし，現実の世界においては，正常な健康状態というのはしばしば，短時間持続する，あるいは現れてはすぐ消えるような良性の不快症状や気分が優れないことが同時に伴うものです。"寝れば朝には良くなる"ということはジョークの一節であるにもかかわらず，実際は多くの病気について真実でもあるのです。

症状についての代わりとなる解釈をいくつか考えることによって，深刻な病気によって引き起こされているという結論に飛躍するよりむしろ，あなたを安心させ，症状が生じる見通しがつくようになるでしょう。多くの人々は，感覚や症状が起こる原因となるような，正常あるいは害のない原因をあまり知りません。不眠症や頭痛，背中の痛み，筋肉の凝り，発疹，呼吸器系の症状，下痢などは，完全に健康な人でもありふれたものです。たとえば，アメリカ人の20％は，深刻な慢性疲労に悩まされていると言います。ある調査では，一般の人々の86％から95％が，2週間間隔で，少なくとも1つの症状を経験しており，標準的な成人は4〜6日ごとに少なくとも1つの症状を有しているとされています。つらい喉の痛みが頻発するのは，ほとんどの場合，喉の痛み以上の何ものでもなく，白血病あるいはまれな免疫不全症が原因となっているわけではありません。このことは，それらが煩わしく苦痛で，破壊的なものではないと言っているわけではありません。しかし，この痛みが非常に有害であることを意味しているのかもしれない，という心配と結びつける必要はないことを示しているのです。別の例を挙げると，鼻血というのは高血圧である可能性もありますが，単なる鼻血であることのほうがはるかに多いのです。

これらの種の共通する症状に関する良性の原因として，筋肉の緊張や，浅い呼吸，力の出しすぎ，睡眠不足，食あたり，情緒不安定，そしてストレスなどが挙げられるでしょう。骨格筋の緊張の高まりは，緊張性頭痛や疲労，衰弱，そして疼痛を引き起こすことがあります。呼吸が浅いと，めまいや気を失いそうな感じ，うずき，息切れを引き起こす可能性があります。力の出しすぎは，筋肉や関節の痛み，疲労を引き起こすことがあります。睡眠不足は，全身倦怠感や集中力の問題につながります。食あたりは，満腹感や，熱を帯びているような感覚，膨満感，そして痛みを引き起こすでしょう。情緒不安定あるいは不安は，発汗や息切れ，胸痛，下痢をもたらすかもしれません。カフェインのとりすぎは，動悸の原因となります。こ

れら良性の原因は，症状と原因との結びつきに気づくことや，症状に対して正しい感覚のラベルを貼り直すこと，常識的に見てみること，セルフケアをすることなどによって対処が可能となるでしょう。たとえば，あなたが自分の呼吸が浅くなっていることに気づいたら，まず落ち着いて横隔膜呼吸をしてみましょう。

あなたの症状について代わりとなる解釈を考えてみて下さい。というのは，この代替解釈が，何か命にかかわるような原因によって症状が起きていると考えることから生じた，心臓が止まるかもしれないという恐怖を減らすことができるからなのです。ここで，命を脅かすような症状を有する可能性は，害のない症状を有する可能性に比べて，きわめて少ないことを思い出しましょう。しかし，人間の脳は，最も起こりそうなことではなく最悪の事態を予期するように組み込まれているようです。もしもそれほど強い恐怖や苦痛を持って生きていくのが嫌なのであれば，あなたの考え方や自身への言い聞かせ方を変えることによって，あなたの信念を変容させてみましょう。症状に対する信念を変えると，症状の感じ方が変容するでしょう。

このことは簡単にはできないと思うかもしれません。今少し時間をとって，頭痛について考えてみましょう。額の真中あたりがズキズキ痛んでいる，というのを想像して下さい。光がまぶしいとか，音楽が騒がしい，子どもが運動場でわめいているなどと思って下さい。そうすると痛みを感じるでしょうか。頭の中で貨物列車がシュッシュッポッポッと音を立てながら走り去っていくのを想像したり，あるいは，仕事の締め切りのことや，今あまりうまくいっていない嫌な親戚のことを考えたりすると，痛みは悪化するでしょうか。多くの人々は，この段落を読むと軽い頭痛が起こるでしょう。これは，思考が症状をいかに強力にコントロールしているか，ということを示しています。もしもあなたがまだ頭痛を感じているのなら，額をさすって深く呼吸をしてみて下さい。静かな，暗い場所を想像して下さい。その頭痛が診断名のつく病気であろうとなかろうと，不適応的な思考を通して症状が重くなることがありうるのです。しかし，その逆もまた真実です。つまり，これらのセッションの中で学び練習する前向きな思考を通して，症状は良くなる見込みがあるのです。

身体症状に対する，害のない解釈の主なものの一つはストレスです。

3) ストレス──病気によるものではない症状の一般的原因

皆に共通している感覚の一つとしては，ストレスがたまっていることがあるでしょう。毎年何百万という人々が，ストレスによって煩わしい身体症状を引き起こされています。ストレスは，頭痛や不眠，吐き気，震え，手の平の発汗など，さまざまな症状をもたらします。ストレスは自然な反応なのですが，そもそもストレスを

乗り越える自身の力を妨げる可能性のある，自然な反応を持っているのはなぜでしょうか。ストレスとは一体何なのか，なぜそれが症状を引き起こすのかを理解することで，苦痛をもたらす力を弱める長期的な方法がわかるかもしれません。

　ストレスは，ある人がその脅威に対処するだけの対応能力が十分でないという知覚と組み合わされた，危険性あるいは不確実性の知覚です。簡単に言うなれば，ストレスとは，衝突事故に巻き込まれること，あるいは，あなたの子どもが病気であるとか，学校の成績が悪いこと，両親のけんか，食料品店で長い行列に並ぶこと，大家さんと口論をすることというようなものです。あなたに無力感あるいは苦痛を感じさせるあらゆる状況のことをストレスと言います。これらの状況の全てが，私たち皆によくある症状を引き起こす，脳やホルモンの反応のサイクルへとつながるのです。

　私たちが身体症状をどのように知覚するかにかかわるストレスには，2つのタイプがあります。1つ目は，交通渋滞や吠える犬，電話での勧誘販売をする人，子どもが泣いていることといった，日常的ないらだち事やささいな問題です。たとえば，仕事がきつく，自律性もあまりなく不安定だとか，同僚との仲間意識が希薄であると感じている労働者は，そのように感じていない人よりも，腰の痛みを多く報告します。2つ目のタイプは，頻繁には起こらないけれども，自身で大きな再調整を要するような，重大な生活の変化や人生の出来事です。たとえば，離婚や法律上の問題，転職などです。これらの重大な生活の変化は，身体症状を増幅させるので，人々は離婚をした後や法律上の問題がある時，破産を宣告しなければならないということがあった後に，より多くの症状を報告したり，医者に行ったりします。

　では，ストレス反応がどんどん高まっていく時に，心身に何が起きているのかを見てみましょう。私たちは，環境や内部感覚から情報を取り入れます。それからその情報や過去の経験に基づいて，何が起こっているのかを判断します。自分の対処能力を超える要求だと感じると，脳の視床下部で緊急信号が作動します。視床下部は，緊急事態に対応するよう交感神経系を始動させ，どんどん高まらせていきます。信号は，アドレナリンや他の化学物質やホルモンが血流に加えられる場所である，副腎へ伝わります。そうすると私たちは何かが変化した，と瞬時に感じます。つまり，心臓が血液を送り出すスピードが速まり，呼吸数が増加し，筋肉の緊張が高まり，血圧が上昇し，頭の中での情報処理がスピードアップしたりします。この"闘争・逃走反応"は，真の緊急事態において生き残るためには役に立ちます。しかしながら，ストレスが持続している間，あるいは危険だという知覚があまりに長く続いている場合は，闘争・逃走反応は，有益な効果もなく活性化されたままでおり，身体的な問題を助長します。長期にわたる筋肉の緊張やその他自律神経系の過覚醒の現れは，疼痛状態を導くのです。

腹を空かせたライオンに追い回されることと，上司に怒鳴りつけられたという単なる記憶が，身体や脳の中で同じホルモンや化学物質の放出を引き起こすのはなぜでしょうか。ここで重要なのは，脳は，実際に起こっている出来事と，思い出したりあるいは予期したりした出来事との違いを区別しない，というのを理解することです。実際には決して起こらない"最悪の場合のシナリオ"を想像したとしても，ストレスフルで対処可能な範囲を超えている，と思うのならば，闘争・逃走反応が誘発されるでしょう。ある患者は，毎朝職場に足を踏み入れた瞬間に激しい胃痛に見舞われていました。週末は仕事のことを思い出させるようなテレビ番組を見ない限り，そういった痛みを感じることはありません。もしもあなたの心が自分を心配させる症状に度々注意を引きつけられるのであれば，身体は防衛体制になることでその心配に対処しようとするでしょう。これらの筋肉緊張の感覚や心拍数の増加は，これらに注意を向けたり心配したりすればするほど，悪循環のサイクルとなり悪化してしまいます。

　さらに具体的な情報について"ストレスのシグナル"の**プリント❷**を見てみましょう（p47）。この情報は，あなたの症状に対する解釈の代わりとなるものを新しく見出すために使われるものです。結果として，あなたの症状を減らし和らげてくれるような介入の方向を示すでしょう。これまで，私たちが何度も言ってきたことを思い出して下さい。**あなたは，症状について考えていることや信じていることを変容させることによって，症状をどのように感じるかを変えることができるのです。**

　ストレスはまた，別の方法でも症状の知覚に影響を与えます。ストレスフルな時間を経験することによって，病気になってしまったという判断を下すための基準ラインが低くなるのです。"ストレスは病気を引き起こす"という一般的な信念がありますが，それゆえに，精神的に緊張していると気づいた時に，予期したこと自体が病気をもたらすのです。何らかの症状に気がつくと，前もって設定されていた予期が，その症状は病気であることを示しているとあなたに思わせます。たとえば，残業をかなりしていて，プレッシャーを受けていると感じている人が，友人にこう話しました。「この仕事をやっていると心臓発作が起きそうだよ！」彼が胸のあたりにズキズキする痛みを感じた時，その痛みは心臓からくるものだとすぐに思い込んでしまいました。実はその痛みは，その日に濃いコーヒーを4杯も飲んだことによる消化不良からくるものだったのです。

　しかし私たちは，薬やアルコールなしで，あるいは仕事を辞めたりせずに，ストレスを和らげることができるのです。前のセッションで教わったリラクセーションの練習は，血圧を低下させ，プレッシャーがあるという感じを静め，満足感や幸福感を生じさせるというように，ストレスによって引き起こされた変化を180度変え

るのに役立つでしょう．いったんリラックスすると，症状を悪化させるような思考を抱くことよりもむしろ，症状を和らげるのに役立つことに頭を使うことができるようになるでしょう．

　代わりの解釈は，当初心配していた症状について，安心感をもたらす力を向上させます．あなたの健康や対処スキルについて保証する安心感は主治医とあなた自身の2つの源から与えられます．主治医は，症状の原因や検査結果，健康全般についてどんなことを説明しましたか．主治医の言葉を代わりの解釈や文章で繰り返し自分に言ってみて下さい．症状を保持させるメカニズムについて理解すればするほど，興奮の量が小さくなり，自分自身に安心をもたらす用意が整えられてくるでしょう．

　ストレスや体調不良，ダイエット，あるいは睡眠不足といった症状に対する代替解釈を考え出すことが，健康に関連する信念を変容させる最初のステップです．2つ目のステップは，考え方や自分への伝え方を変えることです．次のセッションでは，より前向きな見方で症状を考える技法を学びます．

　このセッションの課題とワークシートは，自分の考えが症状にかかわっていることを理解するのを手助けするように作られています．症状に対する別の考え方に注意を向けるよう練習すればするほど，以前のような痛みと苦痛の思考パターンに凝り固まることは少なくなるでしょう．

Ⅳ　練　習

　患者にターゲットとする症状について「いつも考えてしまうこと」を探すよう問いかけてみて下さい．これらの「いつも考えてしまうこと」が，その症状に対して特有に解釈した考えや信念を持つようにしてしまっていることを指摘して下さい．ここで重要なのは，彼らが症状を正常と見なすよりむしろ，どのようにして不吉で憂慮すべき症状であると飛躍した帰属をしてしまうのかということです．

　代わりとなる解釈を考えることを練習するよう，患者に勧めて下さい．彼らが最も心配している症状を一つ取り上げ，仮にそれが"正常"であるという見方をしてみた後に，その可能性がどのくらいあるのか，セラピストを説得してみて下さい．例として，深刻な結果に陥ることなく症状が簡単に治まった，一つの例を考えることがあるでしょう．他には，ストレスが増加している間に症状が出現することと，そしてストレスが減少した時に症状が解決するという可能性もあるでしょう．

V 話し合い

　話し合いでは，患者が症状に対してどのような帰属をしているか個人的なエピソードを話し合うことや，同じ症状についての代替解釈を提案することによって，この話題をその人独自のものにすることを中心とします。患者がやってみようと選んだ代替解釈は，認知的再体制化をする際に使用する合理的な反応へ発展させることができるでしょう。すなわち，"この頭痛は，私の首筋が緊張していることから起きている。ストレッチをして，ちょっとリラクセーションをしよう。そうすればすぐ良くなるだろう"ということです。患者は，たいていありとあらゆる症状を発見します。患者が病気の前兆だとかつて考えていた症状を，再評価させるよう促すため，それらの症状を広範囲にわたって扱いましょう。症状の大部分が良好な健康状態とぴったり当てはまるものであり，深刻な病気の結果として起きているものではないととらえるよう導いて下さい。

VI まとめ

　要点の概略をまとめ（**プリント❶**），患者に自分自身の言葉で言い換えてもらいましょう。

VII ホームワークの課題

①今週は，ターゲットとなる症状あるいは気がかりな感覚についての，代替解釈を考え出すことを練習しましょう。"症状と思考"のワークシートを参照して下さい（p48）。今週，症状が現れるたびごとに，症状の欄に記録をして下さい。1番目の"思考"欄には，症状が出始めた時に現れた，最初の（最も不合理そうな）思考を書いて下さい。"代替解釈"欄には，症状を悪化させてきた可能性のある解釈と，合理的な解釈を書いて下さい（Sharpe, 1992; Sanders & Goodwin, 1993）。索引カードの片側に否定的な自動思考を，もう一方の側に代替解釈あるいは合理的な思考を書くことによって，練習を強化することができます。最も必要となる時にいつでも練習できるよう，カードを身につけていましょう。

②リラクセーションの練習を続けて下さい。録音テープを使うやり方と一人で行うやり方とを交互に行いましょう。

③症状を急に引き起こしたり，症状の程度を高めたりするようなストレッサーを

特定しましょう。その時何が起きていて，どんな考えがあなたの頭の中をよぎったのか，書きとめて下さい。このことがストレスフルであるのはなぜか，何か考えたことはありますか。この状況に対処するためのより良い方法はどのような考えでしょうか。【たとえば，この痛みは転職してから始まったもので，ストレス反応の症状が他にもあります。私はよく歯を食いしばっていて，特に職場に向かう車の中でそうしていました。いつも不安だし，近頃疲れています。今までよりも責任が重くなって，職場で誰を信じていいのかわかりません。私は皆の勤務スタイルを知っていて，たぶん責任をいくらか委ねることができるでしょう。】

プリント：セッションのまとめ，ストレスのシグナルについて，ワークシート（p45〜48）。

Print ❶ セッションのまとめ：思考，態度，予期

　私たちの考え方や，自分自身への説明の仕方，何を信じるかを決める方法は，身体症状に対して強力な影響を持っています。症状を悪化させる考え方も，逆に改善させる考え方もあるのです。思考スタイルはその時の感覚や知覚に影響を及ぼし，将来体験することの予期を作り出します。私たちが新たな情報を手に入れると，それは以前からあった症状を新たな深刻な病気だと解釈することに，結果として導く可能性があります。

〈症状についての誤った考え〉
　症状が悪くなったと思わせるような思考スタイルは以下のようなものです。
▶ステップ1．感覚あるいは注目していることに気づく。
▶ステップ2．何がその感覚を引き起こしているのかについて見解を形成する。
▶ステップ3．自分の疑っていることが正しいと示す情報だけに，注意の焦点をあてる。
▶ステップ4．代わりとなる解釈を見つけようとするのをやめる。
▶ステップ5．その症状を引き起こしていると自分が信じていることに従って，反応したり行動したりする。
▶ステップ6．原因に関する信念はそもそも不確かであるので，その反応は問題の解決に役立たない。そして不安や苦痛は増加する。感覚から距離を置き自分を安心させるチャンスを逃してしまう。
▶ステップ7．今や，最初にその症状に気づいた時よりも，悪化したように感じてしまう！

〈考えや信念を変える方法〉
▶ステップ1．深刻な病気とは関係のない，身体感覚をもたらす，ありふれた原因について学ぶ。
▶ステップ2．正常な身体機能やストレスに基づく症状について，代わりとなる症状の解釈を2，3個取り上げる。
▶ステップ3．より安心をもたらすようなやり方で考え，自分に説明する。

〈リスクを冒す〉
▶ステップ1．あなたがこのリスクを冒したことで得られるものや，ご褒美を思い出す。
▶ステップ2．あなたが既に冒してきた他のリスクは，後天的なものであることを思い出す。

▶ステップ3. それが恐れているものであっても立ち向かう。あなたが最も恐れていることが起きる可能性について，現実的に考える。リラクセーションのスキルを使って，平静を保ち，意識を集中させる。恐怖は壁を意味するのではなく，開いていて通過することのできる扉であることを示している。

▶ステップ4. スモールステップで，一つずつ変化させる。

▶ステップ5. どのような言葉で表すとよいかリハーサルをする，あるいはあらかじめ友達と試してみる。

▶ステップ6. リスクを冒した後，どのようになったのか，次回同じようにやるのか，あるいは違ったふうにやるのか，自分に問いかける。肯定的な結果を確認することに焦点をあてる。努力をしたことに対して自分でほめ言葉をかける。

〈ストレスと身体症状〉

　身体症状に対する主な良性の解釈の一つは，ストレスです。ストレス反応は，心身の機能を高めて緊急事態に備えることを意図しています。もしも本物の緊急事態でなかったとしたら，身体的な変化を不快で警戒心を抱かせる感覚として体験するかもしれません。すなわち，心臓の鼓動が速くなり，呼吸数が増加し，筋肉の緊張が強まり，情報の処理がスピードアップします。実際に起こった出来事と，思い出したり予期したりする出来事とを脳は区別しないことを思い出して下さい。たとえ実際には起こりえない"最悪の場合のシナリオ"を想像しているのだとしても，もしそれらの思考をストレスフルであり対処可能な範囲を超えるものだと知覚したならば，ストレス反応が誘発されるでしょう。

★ この知識をあなたにとって役立つものにするために ★

　ターゲットとしている症状のことを考えてみて下さい。普段あなたは症状についてどのような原因を考えているでしょうか。ストレスのシグナルあるいは正常な身体機能に基づいた，代わりとなる原因を，2つか3つ書き出してみて下さい。あなたが症状について気がかりに思っている時に，その原因の考え方を繰り返して自分に言い聞かせましょう。症状が良くなったと感じる時，あるいは悪化したと感じる時に注目して下さい。その時，何が起きているでしょうか。あなたの頭に思い浮かんだのはどのような考えでしょうか。

　起こりそうな変化を取り上げて，関連するリスクをよく考えてみましょう。上に述べられたステップをじっくりと検討して下さい。さあ，試してみましょう！

セッション3 Print ❷ ストレスのシグナル

　一般的な物事と同様に，ストレス反応の現れ方には個人差があります。自分の典型的な反応について知り，ストレスの合図をよく知っておくことは有益です。これらの合図のいくつかはまた，ストレス以外の原因とも関係しており，症状が持続したり深刻である場合，内科医に判断してもらうべきです。

身体的なシグナル	
心臓の鼓動が速くなる	筋肉の緊張
動悸	緊張性の頭痛
神経性チックと落ち着きのない挙動	口の乾燥
顔面紅潮	胃腸障害
発汗	驚愕反応
発疹／じんましん	胸苦しさ
衰弱	疲労
不眠／睡眠障害	めまい
行動的なシグナル	
喫煙	アルコールの過剰摂取
食べすぎ	言い争い
不手際	歯ぎしり
情動的・認知的なシグナル	
あがり／不安	動揺
短気／怒り	散漫性
健忘症／混乱	悪夢
欲求不満	考えを反芻する
不安定感／自己批判	集中力の欠如
激しい気分の変動	
ユーモアのセンスの喪失	

セッション3
Print ❸ ワークシート：症状と思考

　私たちは，症状の原因や意味について自分自身に説明した内容を信じています。ここで重要なスキルは，症状を変えるために思考を変える力です。このワークシートを使って，症状を悪いものととらえさせていた思考から，良いと感じられる，あるいは許容しやすくなるような思考へと変える練習をして下さい。

日付	時間	症状	最初に浮かんだ思考	代替解釈	合理的な思考
〈記入例〉 2003年5月2日	午前10時	動悸	"まさか……私の心臓がひどく興奮している……これは心臓発作に違いない！"	"午前中にコーヒーを2杯飲んだし，職員会議のことでハラハラしているんだ……一時解雇になるかもしれないから。"	"リラックスして呼吸をすれば，心臓は落ち着くだろう。会議では，注意深く話を聞いて，結論を急がないようにしよう。"

セッション4　文脈（周囲の事情と状況）

I　セラピストにとってのキーコンセプト

　人々は，自分の状況に照らして"こう感じるはずだ"（あるいは"感じないはずだ"）と推論しています。私たちが経験する症状に関する文脈は，症状の知覚に直接影響を与えます。周囲の事情や状況，環境は，私たちが感じていることの意味を解釈する手がかりや，その重要性を左右する手がかりを提供することによって，身体的な不快症状を増幅あるいは縮小しうるのです。文脈が及ぼす影響についての一般的な例として，家族の誰かが風邪を引いた場合が挙げられるでしょう。そういった中であなたがくしゃみをすると，風邪を引いたんだとすぐに結論づけるでしょう。状況が何かを暗示する力についての劇的な例は，集団の心因性の病気という現象です。これは，メンバーのうち一人の気分が悪くなったと知ると，グループ全体の人々が気分が悪いと感じると報告するという現象です。これらの現象についてはこの後の例示（p52）を参照して下さい。

　また，文脈と状況は私たちが将来何を予期しうるかを示唆し，その予期が症状を増幅させる要因となりうるのです。文脈がどのように私たちの将来に関する予期を形作るのかを明らかにしている研究の知見があります。その一つの研究において，被験者に，皮膚の温度に影響を与えるとされる"'超音波'のノイズ"を聞かせました。被験者のうち半分の人は，皮膚温が上昇するという予想を告げられ，残りの半分は皮膚温が低下するという予想が告げられました。皮膚温の実際の変化は生じなかったにもかかわらず，被験者はそう感じると予想されたほうの変化を確かに感じたと報告しました（Pennebaker, 1982）。ウイルス性の病気や頭部外傷から回復した患者の研究では，その症状がどのくらい長く続くかという患者の予期が，実際に持続した期間を見事に予測するということが示されています。確かに，むち打ち症や軽度の頭部外傷のケースでは，被害者が負傷した時の症状が今後どうなるかと予期したことが，負傷の客観的な指標よりも，予後を的確に予測することができるのです。

　予期が作用し始めるのはしばしば，病状は治るはずだと信じているのに，結局治ることはないとわかった時です。患者が自分の症状は治療によってなくなると期待していたのになくならないという場合は，苦痛が取り除けると予期しなかった場合よりも，その予期自体が実際は症状を長く持続させるかもしれません。これは，慢

性的な心気症患者に起こりうることです。治癒を追い求め非現実的な期待を抱くことによって，いらだちや不満を抱き，失望していると慢性的に感じさせるような状況に自らを置いてしまいます。これは，担当医が治すことに熱心にしっかりと取り組んでいないとか，あるいは十分な治療をせず真剣に取り合ってくれていないことの証拠であるとの信念から生じるものです。もし医師がちゃんと治療しているのならば，症状を必ず取り除いてくれるはずだ，すなわち，症状が持続しているということは，医師が興味関心を持っていないということの明白な証拠になると考えるのです。それゆえに，現代医学の限界と内科医の治す力の限界を患者に気づかせる必要があります。

そして次に，"二次性利得"の概念についても考えてみましょう。注意深く，偏った（一方的）判断を避けるようなアプローチを用いて，その症状を有することによって他者から引き出された反応がどのようなものか確認するようにさせます。患者が健康について不満をもらすことに対する家族の反応の仕方が，実際は患者自身の健康に対する否定的な評価を強めているのかもしれません。重要な他者が過度に気遣ってくれると，自分は病気なんだという患者の信念が強くなるかもしれません。逆に，思いやりのない態度をとられると，自分が本当に病気であるとはっきり示す必要性があると強く感じるかもしれません。上述したように，このことは結果として不快症状を強めるのです。患者の家族の態度や反応をよく考えてみなければなりません。そして，家族のメンバーがそうとは気づかずに，自分は病気で生活に支障があると患者が知覚する一因となっている場合に注意しましょう。

セッション4では，症状に対する不適応的な思考を修正するための認知的再体制化法を導入します。認知的再体制化は，症状の増幅や情緒的な苦痛を持続させている信念を変えるために，欠くことのできないステップです。練習を続けていけば，患者は問題のある自動思考をセルフ・モニタリングするステップから，合理的でより安心を与える自己メッセージに置き換えるステップへと進むことができるでしょう。

II ホームワークのおさらい

治療の目標とアジェンダを振り返って下さい。このプログラムの目的は，身体症状を軽減し，取り除くことのできない症状への対処法を改善し，日常生活における機能を向上させるための方法を身につけることです。たくさんの症状が全て解明され治癒するということはありませんが，患者は時間と労力を費やす方向を，治癒の追求から症状に対する反応や態度を修正するということへ向け変えることができるようになるでしょう。信念や態度，気分，そして行動を変えることによって，良い

変化が起こるでしょう。前回は，考え方のスタイルやストレスが身体症状へ及ぼす影響について学び，症状についての代わりとなる解釈を考えることを練習し始めたところでした。今日はステップをさらに進んで，より心配することなく症状について考える方法を話し合います。また，状況や周囲の事情がどのくらい症状の知覚に影響を与えるのかということと，それらの要因を変容させる方法についても話し合います。これは4回目のセッションですので，残りはあと2セッションということになります。

　"症状と思考"のワークシートを復習して下さい（p48）。症状についての代替解釈の効果について話し合いましょう。【症状を正常と見なそうとする際に障害となることや，確率の低いリスクに耐えようとした，など進展したところを話し合って下さい。患者は，ストレスと関連しそうな身体的徴候に気がついたでしょうか。】

　【患者と一緒に5回ほど横隔膜呼吸の練習をして下さい。そして，報告された肯定的な感覚を強化して下さい。】

III 今日の題材

A. 状況と環境

　あなたは既に，自身の健康に関する心配は最も動揺させられることであり，症状についてある状況において特に煩わしいと感じることに気づいているかもしれません。私たちは，その時点における自分の環境を考慮に入れてどのように感じるかを決めているので，症状が生じる背景や環境は，自分が症状をどれだけ我慢できるかということや，症状に対して行う原因帰属の意味，症状に対処する力に影響を及ぼします。身体症状を自己管理するのに重要なスキルは，あなたの症状を悪化させうる状況を特定することと，それらの状況をできる限り変容させることです。

　これらの状況的な影響としては，対人相互作用や，環境的な要因，期待，ストレス，条件づけられた習慣，医学的な知識や治療の限界などが挙げられます。具体的な状況を詳しく調べる際には，"5W"を考えることが役に立つでしょう。つまり，誰が（Who），なぜ（Why），何を（What），いつ（When），どこで（Where）を考えるのです。文脈的な要因に共通する特徴は，自分の身体に注意を向け，病気なのかもしれないとの疑念を抱かせ，健康状態を問いかけ，身体的な不快感を病気の徴候であると解釈するように仕向ける傾向があることです。これらの要因は，結果としてもともとあった症状を増幅させてしまいます。

　新しい症状が現れると，その感覚は何を意味しているのか，どの程度重大なのかに関する手がかりを探すために，私たちはその時の状況に目を向けます。一般的な

例として，家族の中の誰かが風邪を引いている時に，あなたがくしゃみをすると，風邪を引いてしまったとすぐに結論づけることが挙げられるでしょう。しかし，家族の中で調子が悪い人が誰もいない場合は，空気中のほこりかアレルギー誘発物質によってくしゃみが出たのだろうと思い，そのことは忘れてしまうのです。このような状況が暗示する力に関する劇的な例として，集団ヒステリーの現象が挙げられます。たとえば，学校の子どもたちや，仕事仲間，芝居好き仲間といったグループでは，そのメンバーの一人が急に気分が悪くなったということを知るやいなや，全員が自分も気分が悪いと感じ始めます。たとえば，誰かが気絶したとすると，その人の周りにいた人々は，ソワソワするようになります。この不安が過換気を引き起こし，その過換気は（めまいに似た）症状を作り出し，自分も気分が悪くなってきたと確信させるのです。気絶する人が他にも現れ，彼らはより不安になり，"病気の流行"が広まります。おそらく空気中にある何か，あるいは先ほど皆が食べた何かによって，周りにいる人が得体の知れない災害的な病気に突然襲われてしまったというこの（誤った）信念が彼らを怖がらせ，自分自身も気分が悪くなってきているのではないかと疑うように仕向けます。こういった恐怖や覚醒の高まりは，（心臓の鼓動が速まる，発汗するなどの）症状を引き起こします。その症状は，さらに恐怖感を抱かせ，何かの病気に陥っていると一層強く確信させることになり，症状は悪化するのです。

　それとは正反対なこととして，戦場の知覚麻痺の現象があります。戦場で腹部あるいは胸部に傷を受けた兵士は，痛みをあまり報告しません。事故で同程度の傷を受けた民間人と比べると，兵士が鎮痛剤を要求することははるかに少ないのです（Beecher, 1956）。これら2つの状況の文脈は全く異なっており，被害者に異なる意味のメッセージを送っています。兵士にとって，戦場で負傷することは予期せぬことではなく，実際に周囲の人にも起こりうることです。一方，コンピュータープログラマーの人にとっては，ある朝出勤途中に道を横断していて車にひかれることは，彼の周りで他の人に起こることのないような，全く予期せぬ災難なのです。これらの状況が，その痛みをよりひどいものと感じさせるのです。

　対人関係的な要因は，症状を知覚したり表出したりすることに対して強力な影響を持つことがあります。人は，自分の要求を知らせたり他者の要求に応えたりすることに，習慣的な方法で関係を持つ傾向があります。時々，これらのコミュニケーションのスタイルが症状を和らげ，状況に対処するのに役立ちます。しかし一方でコミュニケーションスタイルは，両方の側の欲求不満につながり，症状を悪化させることがあります。あなたは家族に気分が悪いということをどのように伝えていますか。家族がどのように対応すべきだと思っていますか。どんな対応があなたの気分を良くさせる，あるいは悪化させたり症状を持続させたりするでしょうか。も

し，家族とどのようなやりとりをしているかが確かでないのならば，ビデオカメラに撮影されたとして家族とのやりとりの様子を想像してみて下さい。もしも，観察者が音声をオフにしてテープを見たら，どのようにしてあなたの調子が悪いことがわかるのでしょうか。ある患者は，身体の不満を言うと下の2人の息子は聞くのを拒否するのですが，一番上の息子はとても思いやりがあって共感してくれる，ということを語りました。また自分の調子が悪く医者に車で連れていってほしい時は，その一番上の息子に電話をするということに気づきました。彼女は，息子の会社にまで電話をしてお願いをした時，このことが彼女の症状をより頻繁に生じさせていることに気がつきました。そこで彼女は，健康に関する話題以外のおしゃべりをするのに，週に2，3回ほど，夜電話をしてみようと決めました。努力をした結果，彼らはお互いにリラックスした感じをより多く抱くようになり，彼女の症状は減りました。この興味深い話題については，次回行動について話し合う時にじっくりお話しすることにしましょう。

　文脈と状況は，私たちが将来をどのように予期するかを示唆し，その予期が症状の強力なアンプ（症状を増幅させる体内装置）となることがあります。たとえば，約束の時間を過ぎている時に相手が来るのを期待して待っていると，相手が廊下を歩いてくる足音まで聞こえることがあります。その足音は，人を待っている時でなければ気づかないものです。あなたが映画館の外で遅刻している友人を待っている時，遠くからこちらに向かってくる多数の見知らぬ人のことを，友人だと一瞬勘違いしてしまうのはどうしてなのか，考えたことがありますか。同様に，病気であると予期することは，体内のあらゆる感覚のボリュームを上げるのです。

　治療することで症状はなくなるだろうと期待すると，もともと安心できそうにないなと期待していなかった場合よりも，実際にその症状の悪化を持続させるかもしれません。今後の健康に関する予期によって，現在の健康を知覚する仕方が変化するのです。痛みを抱えている人が，痛みはすぐに取り除かれると信じている時に，このことがよく起こるでしょう。鎮痛効果があると期待して待っている間は，その痛みが悪化したように思われるでしょう。ある人は，角膜の擦過傷の痛みの治療のため眼科医院の待合室で待っている間，傷が広がってはいないのに，時が過ぎるにつれて痛みが激しくなったことを述べました。治療することでその症状がなくなると期待すると，もともと痛みを取り除くことを期待していない場合よりも，実際のところ悪化し続けているように感じられるのです。頭痛がする時に，ついに我慢ができなくなってアスピリンを飲むと，痛みが治まるまでの間が一番痛いと感じます。症状がなくなるのはもう"目と鼻の先だ"と信じることは，現在の不快感をより強く感じさせることになります。"この痛みが良くなることはないだろう。痛みを感じるのはいつものことだ"と自分に言い聞かせましょう。

私たちはまた，自分の状況のある側面と症状とを強く関連づける傾向があります。台所に座ることと食事をとることとを関連づけて，たとえ本当に空腹でなくても，たまに台所に座っただけで"何か軽く食べたいなぁ"と思うのです。喫煙者は，喫煙とコーヒーを飲むことの間には強力な結びつきがあることに気づくでしょう。禁煙しようとする際はコーヒーも断たなければなりません。この習慣作用は症状に対して影響を及ぼしますが，時にそれが強力になることがあります。たとえば，化学療法を受けている患者は，その治療によって引き起こされる吐き気と，彼らを取り巻く環境や状況とを結びつけるようになることがあります。よって，治療室と同じ色をした部屋に入った時，あるいは，薬を投与する看護師に食料品店で出会った時に，強い吐き気を感じるでしょう。もしあなたが背中に痛みを感じる時いつも同じ椅子に座っていたとしたら，その椅子と痛みとを結びつけるようになります。あなたが部屋に入ってその椅子を見ると，数分前には背中の痛みを感じていなかったのにもかかわらず，痛みに気づく可能性があるのです。ある患者は，上司が近づいてくる時はいつも首の筋肉が張り，頭痛が始まることに気づきました。彼女は，上司の存在と頻繁な残業の指示とを関連づけるように条件づけられていました。この身体症状の不快感を軽減する方法の一つは，症状を悪化させる状況を認識し，その状況を回避する，あるいは変化させるよう働きかけることです。彼女は，上司が近づいてきた時には首と肩の緊張を緩めるのが役立つことがわかり，残業時間に制限を設けてほしいとはっきり主張できるようになりました。

　以上をまとめると，身体症状は文脈の中で生じるものであり，症状を増幅し，悪化させうるようなある特定の状況下で生じるものだということです。あなたの最も厄介な症状に関する文脈を特定するために行う探偵のような作業は，かなりたくさんあるでしょう。しかしながら，その代わりに得られるものは，努力するだけの価値があります。いったんこの探索パターンを身につけたら，新しい考え方や，状況に対する新しい反応の仕方を試してみて下さい。自分が症状に支配されているのではなく，自分が症状をコントロールしているとより強く感じられるようになるでしょう。

B. 認知的再体制化

　私たちは皆，自分では気づいていない習慣や思考スタイルを持っています。批判したり，助言を与えたり，何かを願ったり，説明したりすることを一日中ずっと自分自身の中で話しています。これらの思考は，私たちの世界観を構成しており，かつての問題に対処する新たな方法を作り出し，リスクを負う力に影響を与えています。ここで，認知的再体制化という，身体症状をコントロールするのに役立つ手段となる方法があります。認知的再体制化は，苦痛や心配を感じさせる思考を，正確

な状況の知覚を反映し，かつそれに対処する力を促進させるような思考に変化させるプロセスです。

認知的再体制化のステップは以下の通りです。

①否定的で破局的な自動思考を探すためのセルフモニタリング

思考を変化させる最初のステップは，いつどんなふうに症状のことを自分に説明しているかに気づくというセルフモニタリングです。最初は，身体のどこかが非常に調子が悪いと結論づけるような感覚に気づくことから進めるというステップに注目して下さい。これらの思考は短いフレーズかもしれないし，あるいは視覚的なイメージであるかもしれません。それらは不安感や動揺をもたらすでしょう。次に何が起こるのか，あなたが対処できるか，できないかということを示唆しているかもしれません。

②思考の後に続いて起こる，身体反応と情動反応の両方をとらえること

この思考が緊張感やイライラ感を引き起こしているのでしょうか。心拍数は速くなっているでしょうか。呼吸は浅くなっていませんか。筋肉は固くなっていませんか。

③それぞれの優勢になっている思考に対して反論する，合理的なメッセージを考えること

メッセージは，現実的で代わりとなる解釈に基づいています。練習のために書き出して残しておきましょう。

④否定的な自動思考を，症状の見通しが得られ，コントロール感をより強く感じるのに役立つような合理的なメッセージに置き換えてみること

反対の思考を採用した時に起こる情動反応と身体反応の変化に目を向けて下さい。

⑤とにかくたくさん練習すること

なじみのある良性の症状に注意を向けている自分に気がついた時は，思考に注目し，悩ます信念の代わりとなる解釈や安心させるメッセージに変えるようチャレンジして下さい。昔から持っている習慣がアーノルド・シュワルツェネッガーのように強力であるのに対し，新しい習慣の始まりは，砂浜にいる80ポンド（約36kg）しかないか弱い動物のようなものであることを覚えていて下さい。バーベルの"代表"選手となるために強い筋肉を鍛え上げるのと同様に，合理的な思考を繰り返すことによって強く健康的な思考が築き上げられるのです。自分が一番多く繰り返した思考が一番強いものとなるでしょう。

認知の再体制化によって，外界があなたに影響を及ぼす方法を変えることができます。練習をすれば，あなたは自分が肯定的な方法でどんなことを考え感じるかを

コントロールできるようになるでしょう。

Ⅳ 練 習

　図と地の絵（**図 1-2〜1-4**）を患者に見せて下さい。その絵は知覚を取り巻く文脈や状況がいかに重要であるかということを示しています。感覚刺激は，根本的に異なる体験と合成されることがあります。何をメインと見なし，何を背景と見なすのかは，どちらに焦点をあてると選んだかによって決まります。同じ感覚刺激が，

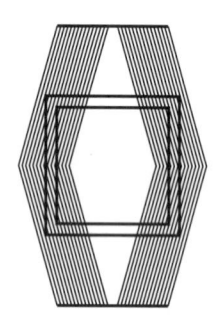

図 1-2　四角形の側面は，まっすぐな線でしょうか。

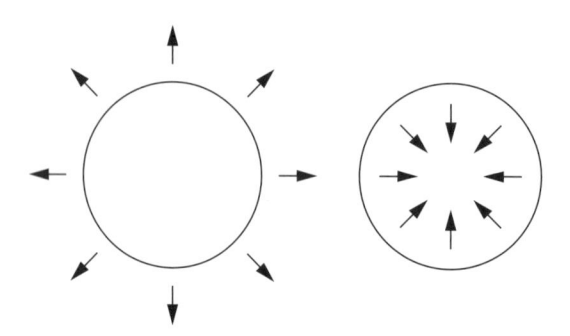

図 1-3　どちらの円が大きいでしょうか。

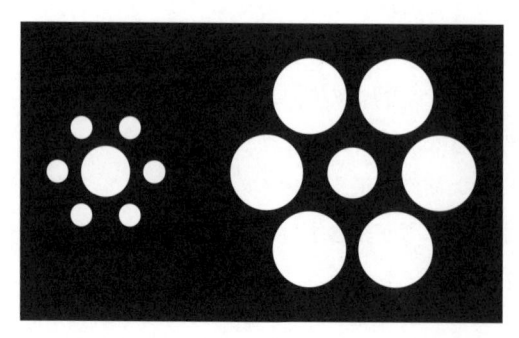

図 1-4　真中の円はどちらが大きいでしょうか。

私たちのものの見方によって全く異なるものとして知覚されることがありうるのです。このことは，私たちが最終的に見出した解決法が，問題を説明したり自分の側から見える文脈を述べたりする示し方に大きな影響を受けているということを強調しています。私たちが中心的な問題とその背景と考えているものとを意図的に交代させることによって，同じ刺激を異なった知覚の体験として形成することができます。私たちが問題を理解する文脈や，それを形作るやり方が，私たちが見出した解決策やその解決策に対する満足感に，いかに大きな影響を与えているかということを強調して下さい。

文脈が私たちの知覚にいかに制限を与えているかということを明らかにする課題を，以下に挙げてみます。

あなたは4本の直線だけで，点を全て結ぶことができますか（図1-5）。直線は，同じ点と交わってはいけません。

・　・　・

・　・　・

・　・　・

図1-5

たいていの人は答えを思いつかないでしょう。というのは，彼らはその問題をより幅の広い観点から見ていないからです。彼らは狭い文脈からしか見ていないのです。これが答えです（次頁，図1-6）。

図 1-6

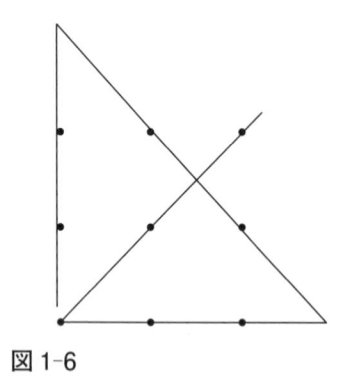

　図の境界線よりも外側に線を引くということが答えです．文字通り"囲みの外側を考える"ことを意味します．より広い観点で見ると，物事は全く異なるものに見えるのです．

Ⅴ　話し合い

　セッションを通して，状況や周囲の環境が自分の症状に影響を与えたり，現在の健康状態の評価を変化させたり，あるいは将来の予期を変えたりした出来事について，個人的なたとえを出してみるよう患者に求めて下さい．患者のターゲット症状に焦点をあてることが役に立つかもしれません．あなたが症状に対して選択的に注意を向けていると気づいた状況は，どのようなものですか．"5W"，すなわち，誰が，なぜ，何を，いつ，どこで，を問うことが手がかりとなるでしょう．そういった状況としては，患者の家庭と職場とが2つの主な状況となるでしょう．症状を知覚したのは，一人でいる時か，好きな人と一緒にいる時か，はたまた気難しい人と一緒にいる時だったのか，という違いについて質問をして下さい．

　たびたび症状を悪化させるような仕事のストレスの影響について話し合ってみましょう．上司と意見が食い違った時に頭痛が悪化するという例や，リストラが差し迫っているという噂を聞いてより頻繁に動悸が起きるようになったという例が挙がることがよくあります．

Ⅵ　まとめ

　キーポイントを補いつつ概要をまとめ（**プリント❶**），それを患者自身の言葉で言い換えてもらって下さい．

Ⅶ ホームワークの課題

①認知的再体制化の練習を毎日行い、ワークシートを仕上げてきて下さい。

②あなたの症状に影響を与えるような、状況的な要因を特定してみて下さい。今週は2, 3の症状を選んで、症状が起きてからどうなったかを追ってみて下さい。"症状、状況、予期、現在の対処、新しい対処"のワークシートを使いましょう。"状況"の欄には、それぞれの症状が生じた状況や文脈を書きましょう。"予期"の欄には、この文脈によって生じた予期を全て記録して下さい。隣の欄には、その時どう反応したか、あるいはその状況にどう対処したかを記入しましょう。対処というのは、感情や身体感覚、思考、あるいは行動のことを言います。最後の欄には、その状況でやってみようと思う新しい対処を考えて記録して下さい。その状況が再び起きた時に、新しい対処を試してみて、その結果や観察結果を記入しましょう。

③リラクセーションの練習を、1日に2回、10分間ずつ行うことを続けて下さい。

プリント：セッションのまとめ、認知的再体制化について、ワークシート（p60〜64）。

セッション4
Print ❶ セッションのまとめ：文脈とものの見方

　身体症状は，身体感覚へ選択的に注意を向けさせるような，ある特定の状況において引き起こされます。あなたが最も厄介だと思う症状の文脈を見出すには，探偵のような作業を相当量やらなければなりません。ですが，それによって得られるものは，努力する価値があるものです。あなたの症状を増幅させるような状況を変えることによって，身体症状を変容することができるのです。

　文脈を形成する要因には，環境的な要因や，その状況における対人関係，ストレス，予期，条件づけられた習慣，医学的な知識や治療の限界などが含まれます。これらの要因は，注意を身体のほうに向けさせ，自分は病気なのではないだろうかと疑いを持たせ，身体的な不快感を病気の徴候として解釈するよう仕向ける傾向があります。このことはもともとの症状を増幅するという影響をもたらします。すなわち，症状のことを，以前よりも大きく，不快で，さらに不吉なものであると思うようになるのです。たとえば，休みの日の朝起きた時に軽い頭痛があったという場合は，"おいしい朝食をとって散歩をし，新鮮な空気を吸えば，頭痛はすぐになくなるだろう"と考えます。もし仕事でスピーチをしなければならない日の朝，目が覚めて同じように軽い頭痛がしたという場合であれば，あなたはこう思うかもしれません。"そんな！　これじゃあ集中できそうもないよ。スピーチをしている間はもっと緊張しそうだ。きっとプレッシャーで血管が破裂してしまうだろう。昇進のことはもうあきらめよう！"

　状況や周囲の環境，事情などは，今どんなことを感じているのか，また，その後どのように感じることになると予期しているのか，を解釈するための手がかりを与えることによって，身体的な不快感を増やしたり減らしたりするのです。たとえば，息子が風邪を引いている時にあなたがくしゃみをした場合，彼の風邪がうつったと思い込み，次の週末に友達とバーベキューをする予定をなしにしなければならないと思うでしょう。

　私たちの治療に対する期待は，現在と将来の症状をどのように知覚するかということに対して，多大な影響力を持っています。治療することで症状がなくなることを期待すると，もともと症状を取り除くことを期待していなかった場合よりも，その症状をさらに悪化させ続けることになるかもしれません。"良性の症状は自然に消えるはずだ"ということや，医師にできることは他にないということを耳にすることで，症状をできるだけ気にせずにいようと決心するまでは，不快感が悪化することがあります。

対人関係的な要因は，症状の知覚に大きな影響を及ぼします。家族の誰かがあなたの症状に共感してくれていないと感じる時，いかに具合が悪いかということを証明するために，苦痛を足し増ししてしまうことがあります。逆の状況では，家族の誰かが過剰に気を遣い心配してくれる場合に，"病気がちの人"とか"弱い人"として自分を見なすのをやめることが難しくなります。あなたの症状を良くするあるいは悪くするようなコミュニケーションスタイルと反応に注意することが役立つでしょう。

〈症状に対する健康的な態度〉

　慢性的な良性の症状を受け入れるのは，前向きなものの見方を採用する場合，その人にとって破滅的なことではありません。

▶ステップ1．症状が慢性化することを受け入れ，効果的な治療にも限界があることを認める。症状を取り除くことよりもむしろ，症状に対処することに努力する。

▶ステップ2．QOLをコントロールするよりも，できる限り症状をコントロールすることを意図して選択する。症状を悪化させるきっかけとなる物事を避ける，あるいは変容させる。

▶ステップ3．自己管理の効果的な方法を追求する。

▶ステップ4．生活上のストレスをできるだけ減らす。

▶ステップ5．リラクセーション法や気晴らしの活動，楽しめる活動などで，心配事を反芻することから気をそらせる。

▶ステップ6．あなたが喜びや充足感を感じるような活動に，できるだけ多く参加する。

> ★ この知識をあなたにとって役立つものにするために ★
>
> 　あなたの症状へ注意を引きつけたり，症状が悪化したと感じさせる時や場所について，これまでプログラムで何を学んだかをよく考えてみて下さい。"5W" すなわち誰が，どうして，何を，いつ，どこで，についてくまなく調べ，一歩ずつ進んでいきましょう。家族や仕事仲間の態度や行動をじっくりと検討することによって，役に立つことを見出せるかもしれません。自分が"病気がちな人"，あるいは"健康な人"と思わせているようなことは何かありますか。
>
> 　もしも，一つストレスフルな状況あるいは相互作用を変えることができたとしたら，それはどんなことでしたか。他者を変えようとするよりも，自分自身を変えることのほうがより現実的です。この状況においてあなたの役割を変え始められるような方法を考えて下さい。あなたのものの見方や，その状況における考え方，振る舞い方を変化させることを指すかもしれません。あるいはその環境において，実際に変化を引き起こしているのかもしれません。文脈を変えあなたの症状を変容させるための肯定的な行動をとるのは，今がチャンスです！

セッション4 Print ❷ 認知的再体制化

　認知的再体制化は，症状を実際よりも深刻であると感じさせるような思考を，より現実的な見方に置き換え，かつ自身を安心させるのに役立つ思考へと変化させるテクニックです。

▶ ステップ1．否定的で破滅的な自動思考を探るために，思考を観察する。

▶ ステップ2．その思考の後に生じる情動反応と身体反応を認識する。

▶ ステップ3．厄介な思考に反論する合理的なメッセージを考える。これらのメッセージは，現実的で代わりとなる解釈に基づいている。索引カードの片側に気がかりな考えを書き，もう一方の側に合理的な思考を書く。否定的な思考が思い浮かんだ時にいつでも練習できるように，カードを持ち歩くこと。

▶ ステップ4．否定的な思考が起きたらその都度，合理的な思考に置き換える。反対の思考を採用した時の，身体反応と情動反応の変化に着目する。

▶ ステップ5．とにかく練習する。なじみ深い良性の症状に注意を集中させていることに気がついたら，その都度思考に目を向ける。苦痛を感じさせる信念を，安心を与えるメッセージに置き換えるようチャレンジする。最も多く繰り返されている思考とセルフトークが，症状を悪いものであると感じ情動的な苦痛を感じさせることにどれほど影響を与えているか，を思い出して下さい！

★ **この知識をあなたにとって役立つものにするために** ★

　まずは，あなたがよく思い浮かべる否定的な自動思考から，認知的再体制化の練習を始めて下さい。自分用に索引カードを"ブースターパック"にして作りましょう。片側に変えたいと思う自動思考を，もう片側には，置き換えられる新しい合理的な思考を書きましょう。私たちは自分自身に話しかけている言葉を信じているので，良くなったと感じるにはあなたの思考が影響しているということを，覚えておいて下さい！

セッション4
Print ❸ ワークシート：認知的再体制化

　ある特定の状況が症状を悪化させるのです。そのことに気づき，さらにより健康的な方法で対応するための力をつけることが重要なスキルとなるでしょう。さまざまな状況において，あなたがどのように感じるかに注目し，このワークシートを使って新しい対処法のアイディアを集めましょう。

日時	状況	症状	現在の対処	予期	新しい対処
			その状況にどのように対処しましたか？ それによって症状は軽快あるいは悪化しましたか？	何が起こると考えましたか？誰かがどう反応すると思いましたか？	症状について考えるのをやめたり，その問題により良く対処できるようになるための反応のアイディアを書き出してみましょう。
〈記入例〉2004年5月1日午後3時	仕事で，上司に「今夜は残業するつもりでいてくれ」と言われた。	胃の不調	上司に体調が悪いと言ったのだが，彼は気にも留めてくれなかった。消化不良と吐き気が悪化。怒り，でも仕事にリスクはかけられない。	体調が悪いのなら，上司は許してくれると思った。それに，私が先週2回も残業したことを覚えているはずだ。	胃を落ち着かせるために，休憩をして軽食をとろう。来週代休をとれるよう掛け合ってみよう。できるだけ早く仕事を終わらせることに専念しよう。

セッション5 行 動

I セラピストにとってのキーコンセプト

　セッション5では，心気症患者の症状を持続させる，健康に関連した特有の行動を明らかにします。これらの行動には，普段していた活動を避けることや，安心を求めること，内省すること，病状を探求すること，医師からより多くの情報を求めること，自分を病人として認めそのように扱うこと，などがあります。ここでの介入には，患者が不適応的な行動を特定するのを助け，行動を変えるための目標を設定することが含まれています。逆効果を招く行動について話し合う時は，その行動は元来有害ではありませんが，過度に行うと不適応的で逆効果になるのです，と説明することが重要です。

　心気症の恐怖や懸念は，より多くの安心を求めたり，内省を繰り返したり，医療的ケアを過度に利用したり，病気や症状について広範囲に及ぶ探索をすることを促します。患者は，安心が得られるという期待を持って，これらの活動に取りかかっているとはいえ，それをよくよく考えてみると，その活動が実際は自分を一層不安にさせ，症状を増幅させていることをたいていは認めるでしょう。その活動はまた，患者の恐怖を高めるだけの，曖昧で気がかりな情報をもたらしています。

　特定の活動を行っている時，症状を経験した患者は，症状が起きたのはその活動のせいだと誤解し，続いて生じるであろうと思い込んでいる身体的危害から身を守るために，その活動を避けるようになります。逆説的に言えば，回避行動は，患者が取り除こうとしている症状を，実際は悪化させるのです（Sharpe, 1992）。ある患者は，スポーツをした後，衰弱感を体験したのですが，それは多発性硬化症の初期の兆候であるかもしれないと心配していたことだったのです。結果として，彼は次第に力を出す活動をあまりやらなくなりました。そうすると体力が減退するので，衰弱感が増加し，多発性硬化症に対する不安も一層増加してしまいました。有害で危険であると見なす活動を拒否する患者は，自分のほうが間違っていると気づくことができず，それゆえその活動が実際は無害であると知ることができません。特定の行動が破滅をもたらすととらえると，彼らはその活動をすることを避け，その結果，心配している活動に抵抗したりそこからプラスのものを得る可能性が妨げられるでしょう（Salkovskis, 1989）。そのように，回避行動は特に消去することに対する抵抗が大きいようです。

回避行動は，次のような状況でも不適応を引き起こします。自分の体力保持と健康維持のために，身体活動や社会的活動，仕事上の活動などを減少させることにより，自分は病人であるという知覚を増大させる環境を作っているのです（Sharpe, 1992）。このことは症状の知覚や現在の健康に対する評価，将来の健康に関する予期に影響を及ぼしているため，病人であると自覚することは，その人の症状を悪化させるばかりなのです。

　これらの患者の行動のすべてがしばしば対人関係に影響を与えながら行われることからこのプログラムは，それぞれ患者自身が個人的にコントロール可能な行動に必然的に限定されます。

II　ホームワークのおさらい

　治療の目標とアジェンダをおさらいして下さい。このプログラムの目的は，身体症状を軽減する方法を身につけ，取り除くことのできない症状への対処法を改善し，日常生活における機能を向上させることです。たくさんの症状が全て解明され治癒することはありませんが，患者は時間と労力を費やす方向を，治癒を追い求めるほうではなく，症状に対する反応や態度を変えるほうへと向け変えることができるようになります。前回は，症状を増幅させる状況を変容することに取り組み始め，自分を苦しませている思考を変えるためのテクニックを練習しました。今日は，健康に関する懸念を高め，症状を悪化させうる行動について話し合い，それらの行動をより肯定的で実りあるものに変える方法についてお話ししましょう。あと1週間でこのプログラムが終わりますが，その後も進展を維持するために，自分なりの目標を立てましょう。

　【横隔膜呼吸を5回繰り返して患者にやってもらって下さい。そして肯定的な感覚の報告を強化しましょう。】

　ワークシートを振り返りましょう。症状を増幅させる状況に対する反応を変容させたことの例を見直しましょう。【認知的再体制化をやってみてどうだったか，患者と話し合って下さい。】

III　今日の題材

A．逆効果を招く健康行動

　症状に対する知覚や思考，信念がそれらの症状を増幅させうる流れについて，たくさんの情報をもとに話し合ってきました。ある特定の行動は，健康への懸念を高

め，症状を悪化させる可能性を持っています．その行動とは，以下のようなものです．

　①日常の活動からの回避／自分を病人であるかのようにとらえること
　②過剰に内省することと，必要のない検査を求めること
　③安心を過度に追い求めること／頻繁に診察の予約をとること
　④病状について本を読んだり，他人に意見を求めたり，テレビを見たり，インターネットを利用して，病状を必要以上に調べること

　私たちは皆，自分を守り，安心させ，具合を良くさせると信じている行動を無心にやり始めるものです．それぞれの行動は，不安を減らすために行っているのですが，ここでの問題は，過度に行われた際にその行動がもともと感じていた不安よりずっと強い不安を引き起こすことです．では，過度に行われているというのは，どのようにしてわかるのでしょうか．その行動があなたの苦痛を軽減するよりむしろ，増やしてしまうということなのです．その行動はあなたを普段の活動から遠ざけてしまい，それを繰り返すことによって得られるものは何もありません．症状が良くなると思って行っていることが，実際は症状を悪化させているという逆説的な効果を，それぞれの行動がどの程度有しているのか，一つ一つ調べてみましょう．

1）日常の活動を回避／制限すること

　時々，患者は特定の活動をしている最中に，症状を体験することがあります．そうすると，その人はこの活動が健康に悪いもので，自分の身体にダメージを与えているということなんだ，と間違って結論づけてしまい，それゆえその活動を中断し避けるべきだと考えます．しかしながら，病気であるという明らかな根拠のない症状にとって，このことは真実ではありません．症状は，それを急に引き起こすような活動が危険で有害であるという合図ではないのです．たとえば，身体活動を減らすことは，運動負荷を低減させ，筋肉を弱め，倦怠感や極度の疲労感を増加させるでしょう．

　ある患者は，職場まで行くのに，エレベーターを使うよりも，階段で歩いて上るという運動を多めに行おうと決めました．というのは，彼は体の調子が悪く，階段を上ると息切れがしたり，心拍が速まったりするからです．しかし彼は，自分は心臓が弱く，今後はエレベーターを使って自らを守るべきだ，と間違って結論づけていました．このようにすると，どんなことが起こるとあなたは思いますか．それはなぜでしょうか．運動を避けることは症状を悪化させ，心疾患になるのではないかという彼の不安を高めました．ある別の患者はYMCAでステッパーを使った運動をよくしていました．彼女の姿勢がぐらついているように感じた時，"このままステッパーを使って運動をし続けると，心臓発作になるだろう"と自分で思いまし

た。彼女は運動するのをやめてから、体が弱ったようで、前より息切れがするようになったと感じました。姿勢がぐらついたことは、運動によるものではなく過換気に関連するものでした。彼女がステッパーを使った運動を再開したところ、調子が良くなったと感じるようになりました。

　回避に関する別の問題として挙げられるのは、自分の思い込みが間違っていることや、特定の活動をすることが安全であると決して自身では理解しえないことです。さらに重要なことに、活動を制限することは、自分は病気であり障害者であるという知覚を徐々に増大させるのです。"私が症状のせいで中断してしまった活動はどんなことだっただろうか。症状が存在するせいで、行ったり参加したりしないようにしていたことはどんな活動だろうか"と尋ね、明らかにしましょう。もしあなたが活動に制限をかけるような特有の恐れに気づいているのならば、その恐れに向き合い、それが現実的なのかを検討してみて下さい。それから、あなたの観察結果が確かにその活動にかかわっているかどうかを見るために、自分自身で行動実験をやって試してみましょう。そして、すぐに楽しい活動を再開させる安全なやり方について話していきましょう。

　先週は、コミュニケーションスタイルの役割と、症状を悪化させる家族の反応についてお話ししました。私たちは、具合が悪い時に特別親切にされるとか、あるいは嫌な活動を避けることができるといったことがあります。その時はその心遣いが必要と感じるかもしれませんが、最終的にはより一層症状を取り除きにくくさせるのです。たとえば、ある女性が、義理の姉の結婚式に招待されました。彼女は結婚式をひどく怖がっていました。なぜなら、彼女は内気であり、夫の家族よりも自分は劣っていると感じているからです。結婚式当日の朝、彼女は頭が割れるような頭痛で目が覚め、ストレスフルな状況に直面した時によく感じる吐き気を催しました。そのため、彼女は一日横になって過ごしたところ、夜には気分が幾分良くなりました。しかしながら、彼女の夫が戻ってくると、夫が結婚式に一人で出席して嫌な思いをしたことで、口論になってしまいました。彼女の緊張が高まり、頭痛がまたぶり返してしまいました。その女性は、身体症状をもたらす恐れと、長い目で見れば問題を悪化させるだけの自分の行動とを関連づけて考えることができました。

2）過度な内省と過剰な診断的検査

　内省することは、実際は症状を増幅させ、苦痛を高める可能性があります。頻繁に咳払いをするのは、あたかも喉の痛みを生じさせるしこりがあるかのように感じているからです。この気がかりな新しい症状は、体のどこかが悪いというさらなる証拠だと誤解されるでしょう。それゆえ事態が良くなるどころか悪化してしまいます。しこりがあると疑っていじるのを繰り返していると、リンパ節に炎症を起こし

たり，あるいは，しこりがあるのではないかと調べるために胸部を何度も検査することで細胞の組織を傷つけ，触ると痛い箇所ができてしまいます。今や，その箇所を触った時に感じる痛みは，さらなる気がかりの原因になってしまうのです。片足に負担をかけないようにと考えて片足を引きずることは，結局はもう一方の足に痛みを引き起こすことになるでしょう。そして，あなたの恐れていた病気が悪化したように感じられるのです。これと似たようなことで，自分に当てはまる例が思いつくでしょうか。

　確実に病気でないことを示す唯一の方法は，検査を受けることだという一般的な信念があります。患者が医学的検査を行うよう何度も頼めば，内科医は最終的には譲歩して検査のオーダーを出すかもしれません。内科医は，陽性の結果が出る可能性はごくわずかであると考えていますが，検査をすることで深刻な病状は何もないと安心させてあげたいと思います。その一方で，患者は検査を受けるということは，どこかがかなり悪いと内科医が信じているということの証拠だと解釈するかもしれません。結果が陰性の場合でも，患者は安心することができません。潰瘍の症状がある患者と心臓病患者に関する研究では，検査が行われる前に自分の健康に不安を抱いている患者は，検査が終わって病気が何も見つからなかった場合に，安心することはあまりないことが示されています。これは，ある共通した誤解が存在するためなのです。すなわち，陽性の結果は信頼できるのにもかかわらず，陰性の結果は信頼できないという誤解です。自分の健康に不安を抱く患者は，陰性の検査結果を否定するあらゆる原因を探し始めます。患者は，検査で陰性という結果が出たのは，検査をした時点において症状が生じていなかったためで，検査が適切に行われていなかったのではないか，あるいは不適切な検査が実施されたのではないか，とよく考えます。

　たとえば，カールは休暇をとり，とてもリフレッシュできて元気になったと感じていたのですが，戻ってきてから検査結果が陰性だったのは問題かもしれないと思いました。2，3日後，彼は，脳炎の菌を運ぶ蚊がまれにいて，それが休暇で滞在していた地域で見つかったという新聞記事を読みました。彼は心配になり，熱があるように感じました。さらに頭痛があることにも気づき，血液検査をしてほしいと医師に電話をかけました。医師は，感染する確率を概説し，孵化時期と危険な徴候の通例を説明し，それでもカールが具合が悪いと感じているのならば，菌が発現する可能性はほんのわずかであると思っていても，検査を行うと話しました。カールは感染の有無を検出できるのに必要な期間を待って，血液検査を受けました。検査結果は陰性でしたが，カールは一層心配して，その試験所は検査に慣れていない，あるいは，表には現れない特異な脳炎の菌を持っているのだろう，と心配になりました。他の症状がなく頭痛だけが続いていたので，医者に再度行ったところ，彼自

身が患う可能性のない脳炎を心配することで引き起こされた緊張型頭痛である，という診断が下されました。

安心を得る目的だけのために臨床検査を行うことには，別の問題があります。ホルモンレベルや血球数の測定といった多くの臨床検査は，検査を受けた集団の人々によって定義された"正常の範囲"に依拠しています。検査結果が異常であるというのはしばしば，母集団の5％以下において生じる結果であると統計的に定義されます。この異常についての統計的な定義は，もしもあなたが20の臨床検査を受けるとしたら，この確率に基づくと1つくらいは異常だという結果が出るということを示します。もしもあなたが，母集団の1％しか発症しないような非常にまれな病気の検査を受けるとしたら，陰性の結果は95％の確率で生じ，偽陽性の結果が出る確率は4％，そして真の陽性結果が出る確率は1％となります。陽性の検査結果は，真の陽性よりも，偽陽性のほうがずっと出やすいのです！

症状を無視するリスクがあるのと同様，あなたの症状を詳細に調べることにはリスクがあります。患者は侵襲的な検査の危険性と厄介な問題を過小評価しており，検査それ自体に伴うリスクを自分に課しています。リスクというのは，薬物あるいは検査で使用した造影剤の副作用，手続きの中で傷を受けること，検査からくる長期に及ぶ不快症状，X線検査での度重なる放射線照射などが挙げられます。したがって，あなたとかかりつけの医師とで，検査の必要性や限界，診断上の手続きに伴うリスクについて本音で話し合うことが役立つでしょう。

不快だけれども本質的には良性で，自然治癒性の病状を，集中的に治療することに伴って生じるリスクがあります。これらのリスクには，薬物の副作用や，抗生物質耐性や鎮痛剤への抵抗性を発現させること，職を失うことや家庭内における役割の喪失といった二次的問題などがあるでしょう。検査や治療をしたことによって医学的問題が現れてしまったという，不運な経験をしたことはありますか。適切な治療をしているのにもかかわらず，煩わしい症状が続く時は，決定的な診断名や完治を追い求めることから，症状によりうまく対処し機能を向上させる方法を身につけることへ，目標を変える時がきているのです。あなたの目標は，症状を取り除くことよりむしろ，健康上の問題を相殺し，乗り越え，気にせずにいることを身につけることに徐々に変わっていきます。これにより，機能やQOLが改善することが可能となるでしょう。

3）必要以上に安心や医療的ケアを求めること

安心を求める直接的・間接的な方法はたくさんあります。直接的な方法は，家族や友達に「私ってどう見えると思う？」と尋ねるという方法です。安心を求める間接的な方法としては，スーパーマーケットで健康に関する会話をこっそり聞いた

り，症状が深刻な病気であることを示していると説明する雑誌記事に目を通したりするということが挙げられます。あなたは叔母にこう聞くかもしれません。「脳腫瘍によって頭痛が起きることはありますか。誰か脳腫瘍になった人を知っていますか。うちの家系としては脳腫瘍はありうるでしょうか。」叔母が脳腫瘍で亡くなった人がいたと答えると，脳腫瘍はよくある病気で，きっと自分の頭痛を引き起こしている原因だ，というあなたの疑念が強くなります。

　ほとんどの人にとって，医者に行くことは安心が得られるものです。しかし，もしあなたが医者に度々行っていて，医師は必要と思っていない検査や専門医への紹介をするよう求めたり，陰性の検査結果を見ても安心することがないのであれば，以下のことを考えてみて下さい。すなわち，あなたが症状や病気のことをしつこく心配している時に，医者に何度も行くことは，懸念を軽くするのに大して役立たないかもしれない，ということです。一番最近の診察予約のことを改めて考えてみて下さい。あなたが医者に行く時，いつもどんなことが起きていますか。医者に行った後，安心感を得ることはできましたか。どのくらいの期間，安心していられましたか。あなたが欲していた対応を得られた時でさえ，安心感はあまり長続きしないことに気づいたでしょうか。やがて，心配と"もし○○だったらどうなるだろうか"という考えがいつの間にかぶり返し，言われたことを疑問視したり，無視したりするようになるかもしれません。不安感の強い人々は，再三再四医者に行き，自分の状況を正確に伝えていないのでは，と心配しているため，医師は正しい患者像を把握することができません。医者に行って具合が良くなったと感じた直後から不安は徐々に増大します。心配を低減させたいと思って安心感を求めていた時に，それが裏目に出たことはありませんか。症状が現れている時に，あなたは誰に相談しますか。内科医の診察時は，話された情報についてあなたが理解している程度や，それがあなたにとって何を意味しているかということを簡単に話してみることが重要です。

4）身体症状や病気を調べること

　私たちは皆，自分自身の健康管理についての知識を持った消費者であり，積極的にかかわろうとする必要があります。しかし，役に立つ情報の種類と量には限界があります。"医学生の症候群"について話し合ったことを思い出して下さい。医学書をよく読むことや，研究あるいは支援グループなどについてインターネットで目にすることは，病気への恐怖を高める可能性のある誤報に触れる機会となり，全く無害な感覚を怖いものであると誤解させるのです。何か話題になっていることを調べ情報を得たことによって，不安を感じるようになったという経験は今までにありますか。調査をする癖をつけると，より一層不安を抱いたり，あるいはより劇的な

症状となったり，常識的な解釈を見落としたりすることにつながる可能性があります。近年アン・ランダースは，ある役立つ引用句をコラム記事の最後に載せました。それは，"健康に関する記事を読む際は気をつけましょう。誤植のせいで命を落とす可能性がありますから。"

ある患者はPDR（医師用卓上参考書）で投薬について調べる習慣がついている一方で，副作用の可能性をとても心配しており，"副作用は起きるものなんだ"と思っていることに気づきました。処方薬の副作用に関するお知らせを同封することは，今や薬剤師にとって慣例となっています。これは時に強力な暗示としての機能を果たすことがあります。心臓疾患でアスピリンを使用したある研究で，この影響が現れていました。ある病院は，起こる可能性のある副作用について徹底して記載したプリントを，患者に渡すよう義務づけました。その病院の患者たちは，そのような広範囲の情報を与えなかった病院の患者の6倍も，胃の痛みを副作用であるとして報告しました（Myers et al., 1987）。

メディアが，"その月の疾患"を選びセンセーショナルなやり方で報道することは，恐怖を引き起こす一因となります。時折，引用された統計資料が不確かであったり，あるいは研究結果の前後関係が取り除いてあったり，当てはまるのはほんのわずかな人々にのみであるといったことがあります。そういったメディアの情報を見る時は，少し疑ってかかったほうが賢明でしょう。そして，あなたの知りたがっている情報が自分に当てはまるのかどうか，次の診察予約の時に医師と話し合ってみるとよいでしょう。

B. 健康にかかわる行動を変える

健康にかかわる行動を変えることと新たな対処方略を生み出すことについて話し合っていきましょう。主な変化は，以下の2つです。
①健康に脅威をもたらすことのない活動を始める，あるいは再開する。
②症状を持続させる行動を消去する。

1）活動を新たに始める，あるいは再開する

主要な対処方略は，自分のペースで生き生きとした生活を維持することです。現在は避けているけれども，症状が問題となる以前には楽しんでやっていた活動について考えてみて下さい。たとえば，体操や社会的な行事，家事，誰かと一緒に過ごすことなどがあるでしょう。その活動を再開することで，再びコントロールができるようになり，自信を高めることができるでしょう。ここで重要なのは，あなたの予期を現実的なものに保つということです。たとえば，もしもあなたが散歩をやめたとしたら，運動不足によって体力が減退した状態のままだったかもしれません。

すぐに活動力が完全にもとに戻ると期待してはいけません。持久力を回復させるまでは，辛抱強く我慢して下さい。その活動の前と後で，症状がどの程度感じられるかに注意して下さい。ここでは"50％ルール"が役立つでしょう。始めようと思う目標の活動を選び，それを50％まで下げて行うのです。たとえば，お店まで行くのに4ブロック（区画）歩いていたとすると，新しい目標として2ブロックと設定し，半ブロックくらいをぶらぶら歩くことから始めてみて下さい。達成したらご褒美をあげる計画をあらかじめ立てておき，健康に良い新しい行動を強化しましょう。2ブロックを達成した後は，ご褒美として何かをしてもよいということにして，行動を強化することが重要です。

　もしも，具合が悪いことによって引っ込み思案になっているのであれば，あなたがまた会いたいと思うような人を一人選んで下さい。たとえば，友達に電話をして，一緒にランチを食べる約束をするなどです。そこでは，医学的な問題に関する話題は避けて，友達と一緒にいることや周囲のこと，食事を楽しむことに焦点をあてましょう。安心していられるようになったら，興味のあるグループや娯楽のイベントを選んで，一緒に行こうと友達を誘ってみて下さい。そういった出来事の後に，症状がどうなったかを調べてみましょう。実際には因果関係が何もないことを検証することによって，ある活動が症状を悪化させるという信念を変えることに取り組んでいるのを思い出して下さい。実際に活動をして楽しんだ後は，具合がよくなったように感じる傾向が強いでしょう。上述された患者は，自分の過呼吸とめまいの"発作"によって恥ずかしい思いをしたために，週に一度のブリッジクラブに行くことをやめていました。彼女は今気楽に感じられる友達が一人だけいるのですが，その人との交流は，自分の身体状態に左右されていました。このプログラムの中で，彼女は活動範囲を広げてみようと決心しました。彼女は友人を夜の外出に誘い，新しいルールを提案しました。つまり，病気のことは話題にはせず，もし症状が煩わしくなったとしても，その身体感覚のことを話さない，というルールです。そうすると彼女は新しく楽しい経験を報告しました。症状に焦点をあてることなしに，彼女は初めて友人と芸術の興味を分かち合い，お買い物旅行に行く計画を立てました。めまいを一瞬感じることはありましたが，自分自身のほうから注意を遠ざけて，楽しく会話をしているほうに集中していると，その感覚はやみました。

　いつも家族の中で"病人"の役割をしていると，周りはその人の責任や役目を何度も引き受けてくれます。家族の中での責任や機能として，あなたが取り戻したいと思うことはありますか。家族にあなたの意図を知ってもらい，あなたにとって重要な活動について自分のペースでコントロールを取り戻していきましょう。たとえば，もしも夫に料理を任せてきたのなら，夕食の準備を週に2，3回からやり始めることを計画するなどです。簡単な食事を作ることから始めて，その夜は片づけを

家族にやってもらうようお願いしましょう。症状が悪化することなく活動力が増したことにあなたが気づくと，料理をすることで症状は悪化しないんだ，と確信できるでしょう。さらに，肯定的な結果としては，責任を取り戻し，満足感とコントロール感が得られるようになるでしょう。

楽しい活動は全て，生きがいと喜びを与えてくれます。私たちは，自分自身のために時間をとり，ストレスを和らげることとして，また安心を得られることとして，毎日楽しい活動を意識してやろうとする必要があります。楽しい活動は，計画されたものもあれば自然にやるようになったものもあります。たとえば，公園を歩くことや，植物の手入れをすること，お茶を飲むこと，鳥にエサをやること，クッキーを焼くこと，詩を読むこと，運動場で遊んでいる子どもたちを眺めること，美しい音楽を聴くことなどです。最近何か楽しい活動をしてみたことはありますか。活動のアイディアを挙げた**プリント❸**を参考にして下さい（p83）。目標を達成した時のご褒美として利用してみましょう。

2）症状を持続させる行動を消去する

症状の一因となっている行動をやめることもまた重要です。セクションAにあるリストを参照して下さい（p66～67，ⅢA①～④）。あなたは時々これらの活動のうちいずれかをしていることに気づいていますか。行動の"ABC"といって，私たちがどのようにして具合が良くなったあるいは悪くなったと感じるのかの説明のプロセスがあります。Aは先行条件（antecedents）を意味し，ある行動を行う準備状態となる環境ということです。Bは健康に関連した行動（behavior）です。Cは結果（consequences）を表し，その行動の結果として起こる出来事のことを言います。たとえば，A＝痛みと怒りっぽさを感じる。B＝寝椅子の上に丸くなり，いかに背中が痛むのかを口にする。C＝夫が夕飯の支度と後片づけをしようかと申し出てくれる。もしもおいしい食事を用意してもらうことによって不快感から目をそらすことが新たな目標であるのならば，そのアプローチは効果のない対処法を強化するだけでしょう。より優れた解決法は，A＝背中の痛みに気づく。B＝楽しい話題でおしゃべりをしている時に，夫に夕食の支度を一緒にやってもらえないか頼んでみる。C＝不快感が減り，満足感が得られ，気分も良くなる。

症状を減らし取り除く他の方法は，あなたを神経質にさせるような医学に関する記事を読むことを，一時的に中断するというものが挙げられます。たとえば，1週間何も読まないようにすることや，現在痛みのレベルのチェックを頻繁にしているのなら，1時間の初めの時間だけチェックするというように，注意を減らそうとすることがよいかもしれません。もしもあなたが健康について非常に心配に思っているのであれば，心配することに費やす時間を決めてみるのが良いかもしれません。

午後4時からの30分間は，心配する時間にしようと決めてみましょう。そういった問題解決のアプローチを使うのです。たとえ，不安に駆り立てられ心配しそうになっても，この約束を必ず守って下さい。その30分間という時間が済んだ後は，何か他のことにすぐ取りかかりましょう。また思考中断法も心配な物事を反芻することへの対処として効果的です。もしも内省するのが習慣的になっているのなら，一日中内省する代わりに，特定の時間をとって内省することにするのも良いでしょう。

もしあなたが，症状を悪化させてしまう，他者からの反応を引き出す健康行動を消去したいと思うのならば，あなたがしている行動やコミュニケーションに直接焦点をあてましょう。誰か他の人を変えようとするよりも，自分自身を変えようとしたほうがより現実的です。家族の反応は，あなたが変わっていくにつれて，2，3歩遅れで変わり始めることでしょう。

特定の活動パターンを減らすのが少し難しすぎると思ったのであれば，まず最初は，その行動（たとえばインターネットで健康関連の情報を見ること）を可能な限りたくさんやってみるという実験をしてみましょう。この実験は，その活動がいかに症状を悪化させるかということを示すでしょう。結果として，その活動を減らすことがいかに有益であるかを，はっきりと理解できるようになります。

これらの行動のステップが重要な理由がいくつかあります。まず1つ目に，このステップがあなたの症状を増幅させる刺激を減らすということです。2つ目の理由は，このステップによって，あなたの精神状態をある程度コントロールすることができるようになり，それゆえ症状をコントロールすることもできるようになるということです。問題を完璧に取り除くわけではありませんが，問題を体験する様式を変えるために，積極的に行っているのです。

達成不可能と思われる遠い目標に達するための鍵は，その目標を徐々に難しさを増していくようなステップとして小さく分けることである，というのを覚えておきましょう。小さなステップを順々に一つずつ達成していくことで，いきなり行うのは不可能だった目標を最終的には達成できるようになります。

C. 新たな目標を設定する

目標は，現実的で前向きな言葉で表現した時に最も効果を発揮します。ある特定の行動を述べ，測定可能な言葉を使いましょう。そのステップは以下の通りです。

①半年ほどの長期にわたる目標を選んで下さい。
②長期的な目標を短期的な目標に分けて下さい。今後数週間から数ヵ月で取りかかれるようなステップに分けましょう。
③長期的な目標と短期的なステップをリストアップして下さい。

④目標に達することを我慢強く待ち，しっかりと決心して下さい。日々短期的なステップを実践して下さい。目標に向かって前進している気持ちを強めるために，ご褒美をあげる案をたくさん考え，健康的な変化が起きたらほめてあげましょう。

⑤しばらくの間は誰もが一度は失敗します。目標が現実的かどうかをよく確かめ，失敗しないようにするにはどうしたらいいかを考え，それから計画を少し戻してから始めましょう。

Ⅳ 練習

音声なしでビデオテープを見ているのを想像してみるのも良い方法になるでしょう。想像する場面は，夜家にいて，あなたが具合が良くないと感じる時のよくある一場面かもしれません。あなたの具合が悪いことを周りの人はどのようにして気づくのでしょうか。あなたの行動と，それが周りにいる人に送っているメッセージを言葉で表してみて下さい。彼らはどのようにして対応していますか。より健康であなたのためになるお互いのメッセージはありますか。

"目標"のワークシートを完成させて下さい（p84）。そのワークシートは，新たに開始するあるいは再開する活動についての目標を，あるいは，症状を持続させる行動を消去するための目標を，詳細に述べるものとなっています。

Ⅴ 話し合い

症状を悪化させる，あるいは減少させる，特定の行動について観察してみたことを話し合いましょう。症状を悪化させる行動で，今すぐ変化させたいと患者が思うものはどんなものでしょうか。どのようにしたら目標として形作られるのでしょうか。どのような行動が，患者に健康的な方法で身体をケアしていると思わせるものでしょうか。どのようにしてこれらの行動をより多く行うことができるでしょうか？

Ⅵ まとめ

要点をまとめてから（**プリント❶，❷**），患者自身の言葉で言い換えてもらいましょう。

Ⅶ ホームワークの課題

①行動記録表に，ある特定の問題行動についての先行条件，行動，結果を書き込んで下さい（Sanders & Goodwin, 1993）。次に同じ状況が起きたら，その行動をどのように変化させるかのアイディアを書く欄に重点を置きましょう。

②目標シートに一つ目標を書き込み，短期的目標を実行し始めましょう。

③リラクセーションの練習を続けて下さい。

プリント：セッションのまとめ（目標，行動），楽しめる活動の例，ワークシート（p78～84）。

セッション5 Print ❶ セッションのまとめ1：目標

目標を設定し，健康行動を変えること

　身体症状により効果的に対処することに影響を及ぼす変化には，大きく分けて2種類の変化があります。
　①健康を脅かすことのない活動を開始あるいは再開する。
　②症状を引き起こす，あるいは維持させる行動を消去する。

1) 活動を開始あるいは再開する

　自己限定的な信念を変えるには，その信念が真実ではないと確信することを必要とすることについて以前のセッションで学びました。行動のデモンストレーションをやってみること以外に，あなたがそう確信する方法として優れたものはありません。主要な対処方法は，あなたのペースでしっかりと，活動的なライフスタイルを維持することです。症状が問題となる以前にあなたが楽しんでいた活動で，症状を悪化させていると思うものを何か挙げてみて下さい。以前よりも程度を弱めて，あるいはゆっくりとしたペースでやってみるなど，活動を再開するための現実的なやり方の計画を立てましょう。たとえば，もしお店まで歩いて行くことが疲労をもたらすと思うのであれば，体力を取り戻すためには，それまでの半分の距離を歩くことにしましょう。歩く前と後とで症状がどのように感じられたかに着目しましょう。運動を避けることのほうが，活動をすることよりも，疲労感の原因となりやすいのです。

　毎日，あなたが時間をとって行うことが可能な楽しい活動を探して，ストレスを減少させ，そして活動力を向上させましょう。楽しい活動が良薬となることはもう証明済みです！

2) 症状を持続させる行動を消去する

　あなたが具合が悪いと感じる原因になっている行動について観察するのと同様に，症状の引き金となるような，あるいは症状を増幅させるように見える行動を，じっくり考えてみて下さい。なくしたいと思う行動を一つ取り上げ，その状況に対する別のアプローチを見つけて下さい。たとえば，1週間医学関係の記事を読まないようにするということがあります。もしもあなたが痛みの程度を頻繁にチェックしているのなら，それぞれの時間の初めに1回だけチェックするようにしましょ

う．新しい行動をしてみた後に，以前のいつもの行動をやってみて，症状をどのくらい煩わしいと感じるか，1～10の数字で評定して下さい．

> ★ この知識をあなたにとって役立つものにするために ★
>
> あなたがこのプログラムに参加したのは，身体症状を減らし，その症状があっても生活しやすくなる方法を身につけたかったからです．個人目標があると，情報をあなたに合わせてよりうまくカスタマイズできるようになります．目標を設定する前に，あなたの行動のうちどれが症状を増幅させるのかについて探す時間を少しとってみて下さい．重要な活動を再開するのか，それとも逆効果を招くことになる行動をなくすのか，を決めましょう．それから目標を定めます．ある特定の行動を述べる時に前向きな言い回しで表現すると，目標は最もよく役に立つものとなります．そしてそれはかなり重要です．以下がそのステップです．
>
> ▶ステップ1．6ヵ月以内にやれるようになりたいと思うものとして，長期的な目標を選びましょう．
> ▶ステップ2．長期的な目標を，短期的な目標に小さく分けましょう．これからの2，3週間から2，3ヵ月の間で取りかかれそうなステップに分けます．
> ▶ステップ3．前進している気持ちを強め，あなたがなした健康的な変化をほめるために，ご褒美をあげる計画を立てましょう．
> ▶ステップ4．目標達成を忍耐強く待ち，しっかりと達成すると心に決めて下さい．毎日短期的なステップを実践していきましょう．前進した気持ちを強めるためにご褒美をあげ，健康的な変化を達成したことをお祝いしましょう．
> ▶ステップ5．誰もが一度は失敗するものです．目標を現実的なものに設定し，次に失敗しないような方法を考えてから，計画を少し戻って始めましょう．

ここに一つ例を挙げます．マルタは，去年義母が早発性アルツハイマー病であるとの診断を受けてからずっと，自分もアルツハイマー病にかかるのではないかと心配していました．マルタは義母の介護をしなければならないというストレスフルな状況に置かれており，友人とも疎遠になり，週に一度夕方に外食することもできませんでした．マルタはよく，自分の頭の中を細かく調べ，集中力が欠如していることやこれまで無意識に行っていた細かいことを忘れてしまうことについて心配しています．

彼女は，肩と首の痛みと頭痛が週に3回ほどあると訴えていました．マルタの担当医は，神経学的な検査では正常という結果が出ていて，原家族にはアルツハイマー病になった人は今までにおらず，またその症状は今ストレスを受けていることか

らくるものだろうと彼女に言い，元気づけました。

　最終的に，マルタは，何かやらなければならないと決心し，心配することが具合を悪く感じさせているのだと思いました。彼女は，介護者としての責任を少しお休みして，友人のベティと毎週木曜日の晩に外出するという目標を設定することによって，このことを検証してみようとしました。最初の木曜日は，マルタは忙しい一日を過ごし，疲れて頭がぼんやりしていましたが，自分の思考を楽しい話題にシフトさせました。彼女とベティは，のんびりと夕食を楽しみ，自分たちの子どものいたずらのことを話してともに笑い合いました。マルタは家に帰った時，気分が明るくなっていることに気づき，その晩の出来事をはっきり思い出すことができました。そうです，ここで目標ができたのです！

長期的目標："週に１回友人と夕食に出かける。"

短期的目標：

①毎日20分間を自分のための時間として使う。音楽を聴いたり，ストレッチをしたり，友人に電話をしたり，散歩をしたりする。

②木曜日の晩に，義母と一緒にいてくれる家族の他の人を見つける。

　１ヵ月もしないうちに，記憶力のことを心配し始めたのは，それは自分がイライラしているという合図であり，自分自身により注意が向けられていたことにマルタは気づきました。彼女が目標にしたことを行ったところ，精神状態がはっきりし落ち着きました。また，緊張感も減り，頭痛もほぼ治まりました。

Print ❷ セッションのまとめ2：行動

逆効果を招く健康行動

　場合によっては健康への懸念を高め，症状を悪化させる可能性を有する行動がいくつかあります。それらの行動には，以下のようなものが含まれます。
　①普段の活動を避け，自分を病人扱いすること
　②内省を過度に行い，医学的検査を必要以上に求めること
　③色々な人から安心を得ようと過剰に追い求め，診察予約を頻繁に入れること
　④病状についてメディアの中からの情報を過剰に探し求めたり，インターネットを使って見ること

　これらの行動は逆効果を招くことになります。というのは，不安を減らすつもりで行っている行動が，結果的には不安を増加させ症状の知覚を過敏にするからです。

1) 普段の活動を避けること

　回避することは不安を増加させます。なぜなら，ある特定の活動が危険で有害であると誤って決めつけているために，自分を守ろうとしてその活動を避けるようになるからです。しかし実際は，その活動は健康に害を及ぼすことはなく，活動を制限することで別の問題が引き起こされるのです。
　病人であるかのように振る舞い，活動を制限すると，あなたのもともとの考えが間違っていることを明らかにする機会が得られず，生活していくことができなくなります。

2) 過度に内省し，検査を求めること

　感覚に注意を集中させると感覚が強まり，いらだちを和らげるであろうと思っている活動を行うといらだちをかえって悪化させます。たとえば，リンパ節が腫れていると思って何度も繰り返し触れることは，細胞組織を傷つけ，喉が一層過敏になるでしょう。そして，腫瘍があるのではないかという疑いとともに不安は大きくなり，そのサイクルが続いていくのです。
　多くの人々は，問題を除外する唯一の方法は検査であると信じ込んでおり，陽性の検査結果なら信頼することができるのですが，陰性の結果に対しては疑いを持っ

てしまいます。このことは，より多くの検査を要求することや，検査の副作用の危険にさらされ，何をしても安心感を得ることができなくなるということを引き起こします。そうして，深刻な病気かもしれないという不安が長引いてしまうのです。

3) 必要以上に頻繁に安心を得ようとすること

人々は，たくさんの直接的・間接的な方法で安心感を得ようとします。しばらくの間は安心感があるように思うのですが，どのようにしてそうなったのかについての疑いが浮かんできて，不安が安心に取って代わります。彼らはスタート地点に戻ってしまい，以前よりも心配が増し，自分は本当に病気なのではないかと思うようになります。

4) 身体症状を探すこと

私たちは，健康ケアの情報に詳しい消費者である必要がありますが，有益な情報の質と量には限りがあります。"医学生の症候群"を思い出して下さい。医学生は，新たに勉強している最中の病気のことで非常に不安になり，長年にわたって存在した正常な感覚のことを，新たに勉強した病気のせいだと帰属し始めました。まもなく彼らは学生健康診断に行き，恐ろしい病気にかかっているんだと思い込みます。症状を調べ，起こりそうもない（全く縁のなさそうな）数々の原因を寄せ集める代わりに，コントロールすることができる常識的な感覚要因にまず注意を向けて下さい。もし症状が続くのであれば，かかりつけ医に報告しましょう。

新聞やテレビで特定の病気の報道を目にしたり耳にしたりする時は気をつけて下さい。気になっている状態についての報道をほんの数秒間視聴してしまっただけで，さらにその症状を強めてしまうことがあります。その病状が実際よりも自分の病気の症状との共通性があるように聞こえてしまったり，脅威的に聞こえてしまうことがあるのです。

セッション5 Print ❸ 楽しめる活動の例

（Marsha Linehan によるスキル訓練マニュアルに基づく）

1. お風呂につかる
2. 物をコレクションする
3. 休日の計画を立てる
4. 1日休暇をとる
5. 花を生ける
6. 神社に行く
7. 週の中頃に映画を見に行く
8. 友達に会う
9. 落書きをする，ぬり絵をする，針編みの刺繍をする
10. "私は体調が良い"と思う
11. ジョギングをする，散歩する，ハイキングをする
12. 海で釣りをし，キャンプをする
13. 音楽を聴く
14. 日向ぼっこをする
15. 動物と戯れる
16. 楽器を演奏する
17. コーヒーを飲みに，ランチを食べに外出する
18. クラブやグループ活動に参加する
19. 洋服を買う
20. 趣味のことをする
21. 誰かにプレゼントをする
22. 新しい人と知り合いになる
23. 美容院に行く
24. きれいな景色を思い出す
25. 芝居やコンサート，映画に行く
26. 自分のためにお金を使う
27. 課題を仕上げる
28. 楽しいイベントのことを考える
29. 何かを修理する
30. 子どもと遊ぶ
31. 優しい言葉を思い出す
32. 鉢植えの世話をする，庭いじりをする
33. 水泳をする
34. 地域社会の手伝いをする
35. "私はちゃんと対処できる人間だ！"と思う

セッション5

Print ❹ ワークシート：行動記録表

　症状を結局は悪化させるような個人的な行動をコントロールすることは，重要なスキルです。

　このワークシートを使って，行動の"ABC"を見つけましょう．そして新しいアプローチを試してみましょう．

日時	症状	先行条件	行為／活動	結果	代替行動
		身体的にはどのように感じましたか。どのようなことが頭に浮かびましたか。何が起きましたか。	その状況にどのように対処しましたか。誰かに知らせたりしましたか？	何が起こりましたか。症状は良くなりましたか，それとも悪くなりましたか。	次回違う対処をするにはどうしたらよいでしょうか。どのようにしたら症状が良くなるでしょうか。

セッション6　気分，まとめ

I　セラピストにとってのキーコンセプト

　不安と抑うつは身体症状と心気的な懸念を増幅します。不安は，身体の緊張と身体感覚への気づきを強めます。不安を感じやすい人は症状に気づきやすく，一般的にその症状を有害であるととらえやすい傾向があります。すなわち刺激は脅威的で危険なものとして知覚され，選択的なバイアスがかかってしまいます。加えて，不安は健康に関連した情報の評価に否定的な影響を及ぼします。それゆえ不安を感じやすい人は，身体感覚を感じやすく，それを健康を脅かすものとして解釈しやすいのです。

　抑うつも，身体の不快感を増幅します。抑うつはあたかも彼らが傷ついたり，機能を損なわれたり，機能不全となったり，あるいは欠陥があるかのように感じさせてしまいます。憂うつな人は不幸な出来事を予想し，自分は苦しむはずだと信じ込むのです。同様に，うつ病の患者は過去の病気を思い出して最悪の事態を想像する傾向があります。このように，うつ病患者は身体の不快感を増幅させ，通常の感覚を病気であるという脅威を与える兆候として，しばしば誤解してしまうのです。

　不安と抑うつが既存の症状に及ぼす影響に加えて，それらは病気の症状としばしば間違えられる身体的な自律神経系の症状も同時に引き起こします。これらの"新しい症状"は警戒心と神経不安を起こします。それらは症状への気づきを強め，他の症状への誤った認識を促し，それによってより大きな不安と抑うつを誘発してしまいます。不安と抑うつは，症状の増幅や否定的な考えが起き，不機嫌になる，というサイクルを恒久化してしまうのです。このようなサイクルに介入するためには，不安に関連した生理的な症状について患者へ適切な説明を行う必要があります。身体感覚に対する認知的な影響は，患者が自分自身についてよりよく理解するために重要となります。

　患者が不安や抑うつといった感情について直接的に話すことはないかもしれません。しかし，不安や抑うつの原因となるストレスや出来事を話すかもしれません。あるいは，不安や抑うつといった感情があることを認めるかもしれませんが，それらが彼らの身体症状の原因であるというよりむしろ，結果であると主張するでしょう。セラピストはこれについて議論する必要はありません。患者の症状の原因がどうであれ，不安と抑うつが不快感を強め，それゆえに気分や症状のサイクルが恒久

化されてしまっていることを認識することが必要なのです。

要約すると，伝えたいのは以下の2つのポイントです。

①感情状態は身体状態に付随して起こる。すなわち，感情は体によって表現されうる。

②感情によるこれらの身体症状は，誤った解釈がなされ，新たな一連の症状を引き起こす。

人の気分の状態というのは，身体と健康に対する評価を変えるのです。患者は，自分の症状の治療法を見つけることはできないかもしれないと思い，不快感の原因について満足のいく説明は決して得られないという不安定な中で生きなければならないと思っています。しかし，このセッションで学んだテクニックや方法を利用することによって，身体的な苦痛を和らげることができるでしょう。

Ⅱ ホームワークのおさらい

行動と症状とのつながりや患者の変化について新たな理解を得るために，行動記録表を振り返って下さい。短期的な目標の進行状況を確認しましょう。【患者と一緒に5回横隔膜呼吸を練習して下さい。】

治療の目標とアジェンダをおさらいして下さい。

このプログラムの目的は，身体症状を減らすための方法を学び，除去することのできない症状への対処を改善し，日常生活における機能を向上させることです。多くの症状に対して説明がなされず，治癒に至らないかもしれませんが，患者に治癒を求めることに時間やエネルギーを費やすことをやめさせ，症状への反応と態度を変化させるほうへ向かわせます。肯定的な変化は，信念や態度，気分，行動を変えることによって，しばしば成し遂げられます。今日，私たちは不安，抑うつ，不快な気分が症状をより悪くしてしまうことについて話していきます。今回が最後のセッションなので，あなたが自身の個人目標として学んできた情報を利用し続けられるようになることに専念しましょう。

Ⅲ 今日の題材

感情的な動揺と不快な気分は，身体的な不快感を悪化させます。実際は，大部分の人々は，この2つを明確に区別することをしません。病気のように感じる時は，心も身体と同様に影響を受けているのです。慢性疼痛患者の90％は，うつ病の症状を有しており，そのうちの半分は臨床的なうつ病です。逆に言えば，大部分のうつ病の患者は，身体症状（たとえば頭痛，疲労と筋肉の痛み）が最も彼らを悩ます

ものの一つであると報告します。何がどのようなことを引き起こすのか、すなわち身体症状が最初に生じたのか、不快な気分が先かということは通常はっきりとはしていません。しかし、そのことは私たちの目的にとってはそれほど重要ではありません。なぜならそれは進行中のサイクルであり、絶え間のないフィードバックの輪の中で、それを維持させる燃料となるからなのです。病気だと感じることはあなたを落ち込ませ、混乱させ、そして落ち込むことによってより一層病気であるかのように感じるのです。感情的な動揺は私たちの自意識をより強くし、私たちの周りの世界とのかかわりから気をそらせます。この自意識の増加は既存の症状を増幅させ、以前は無視していたり、これまで気がつきさえしなかったちょっとした不快感に気づかされるようになります。

前のセッションでは、ストレス反応とそれが身体症状をどのように引き起こすかについて話し合いました。私たちは、ストレス状況下にあることが身体症状を悪化させる時の例を表に記しました。特定の感情と気分、特に不安と抑うつは身体症状に影響を及ぼすことがあります。感情的な状態が神経系、内分泌系、心血管系という体の主なシステムの変化を引き起こすために、不安と抑うつは身体症状を増幅してしまいます。これらの感覚は、深刻な医学的な病気の症状であると誤解されやすいでしょう。この気分は、身体感覚の評価や健康と病気に関するあなたの考え方をも変えることがあります。

A. 不 安

不安は、警戒状態の増加、今にも惨事が起こりそうな感覚という状態です。不安には、将来的な局面——何か悪いことが起きようとしているという不安があります。時々、不安は、激しいパニックまたは破滅の感覚を引き起こすことがあるのですが、緊張感やいらだち、あおり、落ち着かずリラックスすることができないこととして体験されることが多いようです。不安な時、心は驚きやすく、内外の脅威に目を光らせています。それは、身体のどこかに調子が悪いところがあると示す潜在的な危険な音がないか、ということを感じ取る盗聴器のようです。不安を感じやすい人は危険を予期して、危険であるとか脅威的であると知覚する対象に選択的に注意を払います。このように、不安は健康に関連した情報の評価に否定的な影響を及ぼします。

不安もまた、体の神経系、内分泌系、心血管系のシステムの変化をもたらします。これらの変化は、病気の症状と誤解されやすいようです。不安が身体に与える影響は、鼓動の高まり、筋肉緊張、発汗、ほてりや胃のむかつきなどを含みます。私たちは、大勢の前で話さなければならない時や、上司と一緒に会議に出なければならない時の直前に、手に冷や汗をかいたり、口が乾いたり、落ち着かなくなった

り，喉に何か詰まったような感じになることがよくあります。これらの新しい症状は，疑わしい医学的な問題に誤解されやすいものです。ある研究では，心配をすればするほど，かろうじて認識できる曖昧な刺激（指の先端を紙やすりで軽くこすられるようなもの）を痛いとより早く感じやすくなることが示されました（Pennebaker, 1982）。前に話し合ったように，症状に注意を向けることはその程度を強めるのです。そして，不安を感じやすい人はすぐにより一層心配になり，さらに身体症状を深刻な病気によるものだと誤って解釈し，このサイクルが回ってゆくのです。

B. 抑うつ

　抑うつは，不快な身体感覚を増幅させます。症状に医学的な根拠があるにせよないにせよ，このことは真実です。悲嘆は，抑うつ気分が私たちの身体の症状と健康不安にいかに大きな影響を及ぼしうるかを説明する特定の抑うつの形式となります。愛する人を亡くしたばかりの人が，故人が有していたのと同じ病気の症状を呈し，自分も同じ病気なのではと疑うことがあるのは珍しくありません。どんな場合でも，人口の10％程度の人は臨床的なうつであるとされます。抑うつは，少なくとも2週間以上毎日ずっと悲しい気分を経験し，自分の内面に関心が向かい，周りの世界に対する関心を失います。彼らは楽しむことや喜びを感じることがとても困難になります。抑うつによって，活動力の低下や睡眠障害，食欲の変化と便秘といった身体的変化が引き起こされます。不安と同様に，抑うつに起因する変化は病気の新しい，気がかりな症状と誤解されることがあります。そして，それによってうつ病者の身体に対する不満と病気の恐れへの関心を強めます。私たちは落胆している時に，自分自身や将来について否定的な見方をしてしまいます。これらの悲観的な考えと否定的なことに没頭することで，不幸な記憶や不快な過去の経験を思い出すことが促進されます。うつ病の人は肯定的な経験より多くの否定的な出来事を思い出し，その上彼らがその時に実際あったことよりも悪いものとして，過去の体験を思い出します。抑うつは，害を受けたとか不具合があるとか，機能が低下している，能力が低い，罰を受けているなどと感じさせる原因となります。彼らは，気分が良くなることはないと感じ，惨めであろうと予想します。病気の否定的な思い出と経験のことをくよくよ考え，病気を恐れ苦痛や死に目を向けます。抑うつは不快な経験を思い出すことを促進し，否定的な記憶に対するバイアスを作り上げます。うつ病の人は内面のことに没頭することによって身体の不快感を増幅させ，症状を恐ろしい病気であると誤解するのです。

　たとえば，暗い部屋の中で一人で横になっている時，倦怠感も有しているうつ病の女性は，彼女が10歳の頃に足の骨折の手術をして回復途中の時のことをさかの

ぽって考えていました。彼女は惨めに感じ，痛みを感じたのを憶えています。過去や未来のことに思いをはせているうちに，足の痛みがその事故で一緒に受けた，検知されなかった傷によって引き起こされたと決め込んでしまいました。彼女は痛みがよりひどくなることや，家庭生活からのけ者にされることを危惧しています。彼女がくよくよと考えている時に，疼痛と無力感の両方が強まるのです。実際は，この女性はインフルエンザにかかっているのでした。彼女が抑うつ状態でない時なら，同じく回復に至るまでの間，"母親から世話を受けたり友人からプレゼントをもらったりすることが特権だったなぁ"と思い出す時間となるでしょう。現在の抑うつ状態は，症状の知覚にフィルターをかけ，不快感を強めるのです。

要約すると，気分は，既存の症状を悪化させ，重病と誤解される新たな一連の感覚に導いていくことによって，身体感覚や健康懸念を増幅させうるのです。

C．気分の自己管理

気分を自己管理し，より効果的に症状を改善することのできる方法がいくつかあります。不安を減らす方法は以下のようなものです。運動と身体活動，リラクセーションの録音テープで練習すること，心配事を解決するために直接的な行動を起こすこと，感覚と思考からあなた自身の気をそらすこと，思考を中断させるためのテクニックを使うこと，現在のことを考えるようにすること，楽しめる活動をすること，または，心配することをその日の後のほうの時間へと先延ばしにすることです。1日に20分間心配する時間を別に設けることによって，心配することを先延ばしにします。あなたが日中心配事について考えるならば，ノートにそれをさっと書きとめ，決められた時間までそのことをくよくよ考えないようにして下さい。

あなたが行動を起こしたり，状況をコントロールしようとする時に，抑うつ気分が和らぐでしょう。たとえあなたがそうしたいと思っていなくても，起きてシャワーを浴び，服を着てみて下さい。また，運動したり，散歩に行って下さい。毎日スケジュールを組んで，楽しい活動をしましょう。否定的な考えには疑ってかかって下さい。問題について友人に話してみて下さい。地域の行事に誰かと一緒に参加して下さい。そして，あなた自身の気分を良くさせる何かをして下さい。

多くの人々は他人の世話をしたり手助けをすることはたやすくできると思いますが，自分自身の身体を大事にすることについては，少し気がとがめたり利己的だと感じる傾向があります。自分自身を健康的な方法でいたわるために，意図的に時間をとることは，しばしば自分の気分を高めてくれます。自分自身をいたわることは，運動したり気ままに楽しんだり，もしくは仕事へ没頭する時間という形をとるかもしれません。

Ⅳ 練習と話し合い

【患者に彼（彼女）の手のひらを上にして出してみるよう頼んで下さい。その手に紙を置いて，目で見ることができる細かい震えを指し示します。それから，手と腕の筋肉を緊張させるように言って下さい。緊張の増加は，震えを悪化させます。】時々，私たちの姿勢と身振りは，私たちの感情について多くを物語ります。これらの姿勢と表情は，ネガティブな気分を増幅させ，症状をより悪化させることがあります。

次のエクササイズをしてみましょう。

① 眉を上げて，歯を見せて下さい。
② 30秒間この姿勢を保って下さい。あなたの頭にはどのような考えが浮かんでいますか？（間抜けのように見えることは気にしないで下さい。）あなたはどのように感じていますか？
③ 緩めて下さい。
④ 眉をしかめて歯を食いしばり，手を固く握りしめて下さい。あなたは，今どんなことを考えていますか？ 気分はどうですか？（Caudill, 1995）。

おそらくあなたも気づいた通り，最初の表情は笑顔で，2番目は怒りです。しばらくこのような表情を保っていると，体は実際にその感情と関連する変化を経験します。この課題は，身体的な状態と感情とのつながりを示しています。悲しいと感じている時，実際にそのように感じる前に，幸せな表情をすることが役立つでしょう。あなたが不安を感じている時に，頭を上げて強く，まっすぐにし，肩をリラックスさせると，自分に対しての信頼とコントロールの感覚を増すことができます（Caudill, 1995）。このような姿勢の変化は，あなたの感情的な不快感に寄与する，あらゆる現実の問題を取り去ったり解決したりすることを意味するのではありません。むしろこの目的は，あなたが身体的な症状を強めることなく気分を保つことができるかどうかということです。

【患者に一般的に気分を落ち込ませたり，あるいは緊張させるいくつかの状況または出来事を挙げてみるよう尋ねてみましょう。このような状況や仕事，出来事が有する共通点は何でしょうか？ 彼らがそれほど混乱せずに対処するには（これは，初期の早まった認識や，何とか避けようと工夫すること，あるいは積極的に対処しようとすることを含みます），どのようなことができそうでしょうか。】

あなたは，症状に影響を及ぼしている気分について，他にどんなことを観察しましたか？ あなたがそのように感じる時，何が助けになりますか？

もう1つ課題があります。あなたをとてもリラックスさせることのリストを作成

して下さい。それから，あなた自身を気分良くさせるもののリストを作成して下さい。あなたが心配しているとか落ち込んでいると感じる時はいつでも，リストを持ってきて，上のほうから始めて下さい！

V プログラムのまとめ

　このプログラムの初めに，患者は情報を適用するターゲットとなる症状を特定し，進歩したことを確認しました。それらの症状の状態と患者が毎週取り上げた感覚や症状をチェックして下さい。新しかったり啓蒙的であったりした情報はどのようなものでしたか？　どのアプローチが，最も有効でしたか？　あなたは，次の6ヵ月にわたる長期的目標に近づくために，どの方法を使用し続けようと思いますか？　あなたは，症状をコントロールするための動機づけを維持する際に，どのような問題が出てくると予測できますか？　これらの予測された問題に対処するためにどのような計画を立てるべきでしょうか？

　最も役に立ったアプローチを続けられるようにするための方法を話し合いましょう。これらは，他者と約束したり，特定の方法が使われている頻度を観察して，特定の方法の使用を続けられたらご褒美が得られるということを含んでいます。

　患者は，不快感を和らげて，以前よりも障害を最小にするための方法と，症状と不安のコントロールをするという感覚のレパートリーを得ることで，この治療から自立していかなければなりません。治療者は患者の成功を認め，彼の努力として承認し，患者自身の力でプログラムを続けられるよう働きかけ，将来について肯定的な期待を持つようにさせなければなりません。

セッション6
Print ❶　セッションのまとめ：気分

　特定の感情と気分が身体症状に影響を及ぼすことには，主に2つの理由があります。

①情動状態が神経系，心血管系，内分泌系といった主要なシステムの変化を引き起こすため，不安や抑うつ，そしてストレスが身体的な症状を強めることがあります。これらの感覚は，新たな医学的な問題が起こったことを意味しているのだと誤解されやすい可能性があります。

②気分もまた，これらの身体感覚をどのように評価するか，そして健康や病気についてどのように考えるかということを変容させうるのです。

〈不安〉

　不安は，内外の脅威に目を光らせているといった状態です。不安を抱いている人々は危害を予想し，危険だとか脅威的だと思うことを観察するために選択的に注意を向けます。

　不安が及ぼす身体的な影響には，心拍数の増加，筋肉の緊張，発汗，ほてり，口の乾燥，胃の痛み，痛みを感じる閾値と耐性が低下することが含まれます。不安を感じやすい人々は身体感覚により注意が向きやすく，このような不安によって誘発された変化が加わると，新たに不吉な状態が進行していると考えるのです。

〈抑うつ〉

　抑うつ的な人々は，不完全で罰される，もしくは何かに損害を与えられるかもしれないと感じています。彼らはネガティブな思い出をくよくよと考え，苦痛と死に注意が向きます。抑うつ的な人々は内面で起きている過程に気をとられ，うつ病の症状をひどい病気の徴候と勘違いします。抑うつによって，活動力の低下，睡眠障害，食欲変化と便秘といった身体的変化が起きることがあります。

★ この知識をあなたにとって役立つものにするために ★

　折を見つけて立ち止まってみて，自分がどのように感じているか，自分自身に尋ねて下さい。最近の気分はどうだろう？　どんなことを考えているだろう？　私たちは自分がどのように感じているかに目を向ける時間を作らないと，注意を得ようとして心身がともに機能するのです！　不安であるか，少し落ち込んだ時にあなたの気分を良くするために利用できる方法があります。

〈不安の低減〉

　録音テープまたはリラクセーションミュージックを聴きながら，リラクセーションの練習をして下さい。短いリラクセーションや，ちょっとした運動，ストレッチをして下さい。あなたが心配していることを解決するための，直接的な行動をすること。不安とその感覚から距離を置くために，気をそらすためのテクニックを使用すること。思考を中断させる技法を使うこと。考えることは現在のことに限ること。楽しい活動にかかわること。心配するのは1日の決められた時間まで先延ばしにすること。

〈抑うつ気分の改善〉

　あなたが行動を起こしたり，または状況をコントロールしたりする時，軽い抑うつ状態はしばしば良くなります。たとえあなたがそうしたいと思っていなくても，起きてシャワーを浴び，服を着替えて下さい。そして運動するか，散歩に行くこと。毎日を楽しみにするために，楽しい活動をする計画を立てること。否定的な考えには疑問を抱くこと。友人を訪ね，問題について話してみること。外出して人の中に出ること。コメディー映画を見ること。地域行事で周りとつながりを持つこと。あなた自身の気分を良くする何かをして下さい。

第2章

心気症に対する認知行動療法の有効性
Efficacy of Cognitive Behavior Therapy for Hypochondriasis

村松公美子
Kumiko Muramatsu

　本書の第1章で翻訳紹介した「認知行動療法プログラム」について，Barskyらは，心気症の患者にランダム化比較対照試験（randomized controlled trial: RCT）を実施し，このプログラムの有効性を検討している。本章では，Barskyらの研究（Cognitive behavior therapy for hypochondriasis: a randomized controlled trial. JAMA, 291: 1464-1470, 2004）から認知行動療法（以下CBTと略す）の臨床適用上の有効性について述べる。

I 心気症の本態

　心気症とは，"医師が身体医学的に問題のないことを，保障したにもかかわらず，自分が重大な病気にかかっているという観念にとらわれ，持続する病態"をいう。そのため苦痛感をもたらし，その結果，日常生活，社会生活に慢性的に支障をきたす。心気症患者は，一般外来診療の現場では5％も見られ，比較的ありふれている。また身体的検索を求めて，さまざまな診療科を頻回に受診することから，保健医療システム面からも費用がかかる疾患である。
　Barskyらは，心気症の病態の起こり方について次のように考えている。
　まず，自分自身の生活を脅かす出来事が起こると自分が病気になってしまっているとの疑念を起こさせ，選択的に良性の身体感覚に注意を向けさせる。またこの疑念の確証になる健康情報に選択的に注意を払い，確証にならない情報は無視する。そのために良性の身体感覚はますます増幅し，自分自身の疑念を実証する"仮想の病気"を増長させる。この連鎖の悪循環が心気症の病態を形成していく。すなわち，心気症の本態とは，

(1) 自分自身で感じた身体知覚と自己流に解釈した病気の認知を正当化し続けていること
(2) 診断がついてない病気の存在を確信している信念や健康に関する不安，身体について関心を持ち続けること

と考えている。最近まで，心気症患者の身体化症状，診断されていない病気があるのではないかという信念，健康に関する不安，身体への過剰なとらわれなどについての経験的妥当性がある治療方法はなかった。

Barskyらは，病気の疑念と身体感覚増幅を増長させる"心気症サイクル"における"良性の身体感覚増幅"に特別にターゲットを絞った認知行動療法を開発した。そのCBTプログラムの詳細については，本書の前章で翻訳を紹介した。

このCBTプログラムにより，心気症患者には，以下のような効果が期待される。
(1) 自分自身の症状についての誤った認知が是正される
(2) 健康と病気についての信念と見立てが再構成される
(3) 症状の誤った理解に基づいて，必要のない治療や検査を求める過程が是正される
(4) 選択的注意と症状から気をそらすことの技法の習得により，不適切な受診行動が修正される

Barskyらは，心気症患者に対し，このCBTによる介入を行うことによって，心気症患者が通常の"医学的治療"を受けるよりも効果的に心気症の症状を軽減する可能性について，ランダム化比較対照試験により検証した。

II 方法

A. 研究計画

心気症に対するCBTの有効性を実証するために，次のような方法で統制されたランダム化比較対照試験を行った。

プライマリケア医ごとに，ランダム化したユニットとした。それぞれのプライマリケア医療機関において，実験的治療（CBT）を行う患者群あるいは通常治療を行う患者群（対照群とする）を割り当てられた。

患者に対しては，治療前，治療完了後6ヵ月および12ヵ月の各フォローアップ時点でアセスメントを行った。

患者群は，Whiteley IndexとSomatic Symptom Inventoryから構成される自己記入式質問票によるスクリーニングを実施して募集された。半数は『精神障害の診断・統計マニュアル第4版（DSM-IV）』における心気症の診断基準を満たしてお

り，もう半数は，先行研究からサンプリングのためにカットオフスコア150点（スコアレンジ52～258）を決め，そのカットオフスコアの得点を持つ副次的に定義された境界領域の心気症患者である。この境界領域の心気症患者（subthreshold hypochondriasis）についても，治療を要するには十分な心気症状を持つものと考え，治療を受けることは彼らに症状改善のための利益を与えると考えた。Brigham and Women's Hospital Human Research Committee の必要条件に準じて，インフォームドコンセントを行い，研究参加の同意の署名を得た。自己記入式質問票によるスクリーニングで，カットオフスコアを超えた患者は，身体疾患に関する調査項目も含むベースラインリサーチのためのバッテリーを実施した。この研究の実施に直接関係のないスタッフによってベースラインの面接調査が行われ，その後乱数表を用いて担当の医師を割り当てた。医師は，経験年数（病棟医か主治医か）と，勤務形態（主治医が非常勤か常勤か，プライマリケアプログラムの病棟医か伝統的内科ケアプログラムの病棟医か）を層別しランダム化された。

　調査データは全て，患者の治療の状況を知らないリサーチアシスタントによって収集され，本研究におけるセラピストおよび調査者は，どのような治療をするのかあらかじめ知ることができないことになっており，セラピストはデータの収集には関与しなかった。被験者には治療を行う代わりに面接調査をそれぞれ実施した。

B. 対象者と設定条件

　次の2通りの方法で対象者が集められた。
(1) 2つのメディカルセンターのプライマリケア外来に継続通院している患者
(2) "健康に関する不安と心気症"のための治療研究を目的とする公示に応じたボランティア。

　対象者の条件は，年齢が18歳以上で，英語を流暢に話しかつ読み書きができること，過去12ヵ月の間にプライマリケア医を受診していること，そして心気症に関する2度のスクリーニングでいずれもカットオフスコアを超えていることであった。対象者の除外基準は，今後12ヵ月間で著しく悪化すると予想される内科的疾患を有していることや，身体表現疼痛性障害，精神疾患あるいは自殺の危険性，症状に付随する身体疾患が進行していること，労働者の補償訴訟あるいはその手続きがされていることなどであった。

C. CBT治療セッションの概要とセラピスト

　本研究で行われたCBTの治療セッションの概要は，本書の前章で翻訳紹介されたものである。以下に要約する。
(1) CBTのセッションは個別に行うものとし，1回につき90分を週に1回，　計6

回行う．
(2) 各セッションの内容は構造化されており，身体症状の増幅を重篤な病気のせいであると誤って思い込ませる次の5要因の1つに着目するものである．
①身体に対する注目と過剰な警戒，②症状の原因に関する信念，③患者の状況と文脈，④実際の病気と病人であるかのような振る舞い，⑤気分
(3) 各セッションは，身体症状の増幅に関する教育的な情報提供や，実例を踏まえた訓練，目の前にある問題を個別に扱うディスカッションからなる．
(4) セラピスト3人は，修士または博士の学位を持ち，以前にCBTを行った経験がある者であった．治療セッションは精神医学部の研究室で実施した．
(5) CBTと併用する標準化した治療ガイドラインの送付

　患者の身体症状や病気，医学的治療に対する理解を変化させるには，CBTに併用して患者が現在受けている医学的治療を継続していくことが必要である．

　それぞれの患者のプライマリケア医へ，次のような標準化した治療ガイドラインを送付した．
①医学的治療マネージメントの目標としては，身体症状の除去よりむしろ，身体症状についての対処方法（コーピング）を向上させることに焦点をあてること
②定期的な受診予約をすることによって身体症状の状態が悪化した場合に受診するという行動を減らすこと
③患者に安易な保証の言葉をかけることを最小限にとどめること
④身体感覚増幅の認知・知覚モデルに沿って，患者の身体症状を説明すること
⑤医学的診断と治療は控え，医療のしかるべき範囲内で行うこと
(6) CBTマニュアル遵守の検証と治療ガイドラインの承認

　3人のセラピストが行ったセッションの録音テープをランダムに選び，治療が定められた通りに行われているかどうかを評価したところ，CBTマニュアルが遵守されていた．また並行して治療継続中のプライマリケア医へ送った標準化した治療ガイドラインについては，承認（96.8％）が得られた．

D．アセスメント

　CBTによる効果を評価するために使用したアウトカム変数（outcome variables）および共変量（covariates）を表2-1，表2-2にまとめて示す．

1) 第一次転帰測定尺度：Whiteley Index

　第一次転帰測定尺度として，Whiteley Indexを用いた．これは心気症的な態度と信念を測定することを目的とした自己記入式質問票で，広く使用されており，さらに信頼性，妥当性および変化に対する感度が高いことが証明されている．

表2-1　アウトカム変数

1）第一次転帰測定尺度：Whiteley Index
2）心気症的思考評価：Hypochondriacal Cognitions Questionnaire
3）第二次転帰測定尺度：Health Anxiety Inventory
4）身体感覚増幅尺度：Somatosensory Amplification Scale
5）心気症的な身体愁訴：Somatic Symptom Inventory
6）臨床診断：Structured Diagnostic Interview for Hypochondriasis
7）日常生活および社会生活機能評価：Functional Status Questionnaire

表2-2　共変量*

1）併存する精神症状：Hopkins Symptom Checklist-90
2）身体疾患の併存の影響：Duke Severity of Illness Scale
3）対象者の属性：プライマリケア受診患者もしくは地域ボランティア

*評価対象の変数ではないが結果への影響が予想される変数を共変量と呼ぶ

2）心気症的思考評価：Hypochondriacal Cognitions Questionnaire

　心気症的な思考の頻度についてはHypochondriacal Cognitions Questionnaireを用いて評価した。これは病気に関する思考の項目が18個あり，それぞれどのくらいの頻度で頭に思い浮かぶのか評定をするものである。

3）第二次転帰測定尺度：Health Anxiety Inventory

　これは14項目からなる自己記入式の質問票であり，重篤な内科的疾患による影響を最小限にしつつ，非常に高い妥当性，内的一貫性，信頼性を持っている。

4）身体感覚増幅測定尺度：Somatosensory Amplification Scale

　ごくありふれた良性の身体感覚や体験を自分にとって有害で不愉快で，警戒すべきものととらえてしまう傾向を測定する。この質問票は，優れた信頼性と妥当性を有しており，注意トレーニング（attention training）による結果の変化を如実に示す。

5）心気症的な身体愁訴の測定尺度：Somatic Symptom Inventory

　心気症的な身体愁訴については，Somatic Symptom Inventoryを用いた。この尺度は13項目から構成され，信頼性，内的一貫性，収束的妥当性について先行研

究で明らかにされている。

6) 臨床診断

構造化面接による DSM-IV 心気症診断を用いて，訓練を受けたリサーチアシスタントによってなされた。この高度に構造化された面接の併存的・収束的・弁別的妥当性は，先行研究において明らかになっている。

7) 日常生活機能の状態および社会的機能障害の程度：
Functional Status Questionnaire

日常生活機能の状態および社会的機能障害の程度については Functional Status Questionnaire を用いて測定した。これは，外来通院患者を対象とした研究で妥当性と信頼性が認められている。手段的日常生活活動（たとえば，用事で少し出かける，家の周りの仕事をするなど）と社会的活動（たとえば，友人に会う，地域社会活動に参加するなど）の機能を測定する下位尺度を含んでいる。

E. データ解析

ランダム化された群について全ての解析が行われた。

11人の医師が1人以上の対象患者を受け持っていた。ランダム化のためのクラスタリング上，同一医師による影響を最小限に調整するために，全対象者数は，187人であったが，影響が推定される24人を削除したサンプルで，クラスタリングの潜在効果についての処理を行った。しかし，削除前の187人のサンプルの結果と相違はなかった。そのため，その後の全ての解析は，187人について行った。2つのグループ（実験的プログラム［CBT］治療条件，通常の医療条件）について，治療後6ヵ月，12ヵ月のフォローアップ時点でのアウトカムについて，第一次，第二次転帰測定尺度を変数として評価した。一般線形モデルを使用し，共分散分析（ANCOVA），多変量分散分析（MANOVA）を行った。

対象者間の治療による日常生活機能面への効果の比較，同一対象者内における時間変数，共変量（教育水準，精神症状に伴う障害の程度，対象者の属性［患者かボランティアか］）などの影響についてもこのモデルを適用した。

最も関心が持たれたのは，"治療×時間の効果"についてであった。多変量分散分析（MANOVA）で総合的に有意差が認められる場合や主要解析の比較においては共分散分析（ANCOVA）のみを示した。その場合は，Greenhouse-Geisser 調整値で補正した。対象者の経時的なアウトカムは，ベースライン，6ヵ月後，12ヵ月後のフォローアップ時点でそれぞれ比較評価した。治療効果の大きさ，臨床的有意差の閾値は，それぞれの分析ごとに導出された。全ての分析において，統計的有意

確率水準は，$P<0.05$ とした。

III 結果

A. ランダム化比較対照試験の結果プロフィール

実施したランダム化比較対照試験の結果プロフィールを図 2-1 に示す。最終対象者は 187 人で，ランダム抽出された医師は 163 人であった。

各医師に実験プログラム（CBT）治療条件もしくは通常の治療条件がランダムに割り当てられ，6 ヵ月後，12 ヵ月後のアウトカム評価を行った。主要解析の対象者は，実験プログラム治療条件の対象者 102 人（患者 43 人，ボランティア 59 人），また通常の治療条件の対象者 85 人（患者 37 人，ボランティア 48 人）であった。

B. ベースラインにおける治療グループの特徴

2 つの治療条件（CBT 治療群 vs 対照群）のグループの社会人口統計学的特徴を表 2-3 に示す。
(1) 両群間に有意差を認める要因はなかった。
(2) 両群ともに中年期の女性で約 11 年心気症状の病歴があった。
(3) 両群間に教育水準の有意差はなかった。

C. 共変量（表 2-2）について

1) 併存する精神症状：Hopkins Symptom Checklist-90

2 つの治療条件（CBT 治療群 vs 対照群）の両群間で，併存する精神症状の程度は，有意差はなかったが，アウトカム評価の尺度との関連性を検討するために共変量として使用した。

2) 身体疾患の併存の影響：Duke Severity of Illness Scale

2 つの治療条件（CBT 治療群 vs 対照群）の両群間で，身体疾患の障害の程度については，有意差はなかった。

3) 対象者の属性：プライマリケア受診患者もしくは地域ボランティア

対象者は，プライマリケア受診患者 80 人，地域ボランティア 107 人であった。ベースラインでは，地域ボランティアはプライマリケア患者よりも，心気症状や（$P<0.001$），健康不安（$P<0.001$）が高く，また日常生活機能がより低下していた（$P<0.001$）。

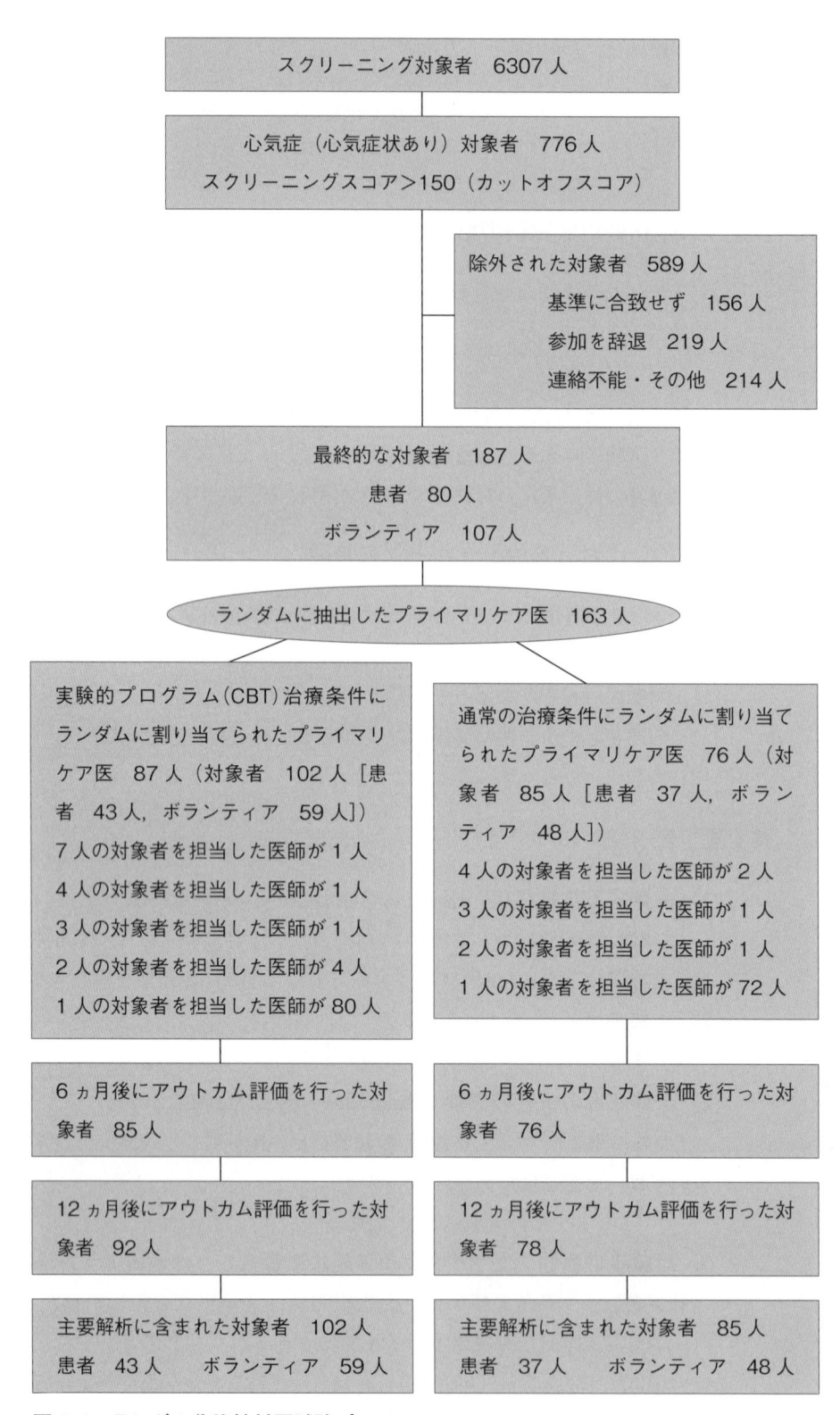

```
┌─────────────────────────────────┐
│  スクリーニング対象者  6307 人   │
└─────────────────────────────────┘
                │
┌─────────────────────────────────┐
│ 心気症（心気症状あり）対象者 776人│
│ スクリーニングスコア>150（カットオフスコア）│
└─────────────────────────────────┘
                │
                ├──────────────────┐
                │   除外された対象者  589 人
                │     基準に合致せず  156 人
                │     参加を辞退  219 人
                │     連絡不能・その他  214 人
                │
┌─────────────────────────────────┐
│  最終的な対象者  187 人          │
│  患者  80 人                     │
│  ボランティア  107 人            │
└─────────────────────────────────┘
                │
     ランダムに抽出したプライマリケア医  163 人
        ┌───────┴───────┐
```

実験的プログラム（CBT）治療条件にランダムに割り当てられたプライマリケア医 87 人（対象者 102 人[患者 43 人, ボランティア 59 人]） 7 人の対象者を担当した医師が 1 人 4 人の対象者を担当した医師が 1 人 3 人の対象者を担当した医師が 1 人 2 人の対象者を担当した医師が 4 人 1 人の対象者を担当した医師が 80 人	通常の治療条件にランダムに割り当てられたプライマリケア医 76 人（対象者 85 人[患者 37 人, ボランティア 48 人]） 4 人の対象者を担当した医師が 2 人 3 人の対象者を担当した医師が 1 人 2 人の対象者を担当した医師が 1 人 1 人の対象者を担当した医師が 72 人
6ヵ月後にアウトカム評価を行った対象者 85 人	6ヵ月後にアウトカム評価を行った対象者 76 人
12ヵ月後にアウトカム評価を行った対象者 92 人	12ヵ月後にアウトカム評価を行った対象者 78 人
主要解析に含まれた対象者 102 人 患者 43 人　ボランティア 59 人	主要解析に含まれた対象者 85 人 患者 37 人　ボランティア 48 人

図 2-1　ランダム化比較対照試験プロフィール

表2-3 社会人口統計学的特徴

	治療群, 数値(%) (n=102 [ボランティア59人, 患者43人])	対照群, 数値(%) (n=85 [ボランティア48人, 患者37人])	P値
年齢, 平均(SD), y	40.66(12.60)	44.29(13.75)	0.06
女性	76(74.5)	67(78.8)	0.49
民族			
白人	72(70.6)	63(74.1)	
黒人	17(16.7)	11(12.9)	0.23
ラテン系	2(2.0)	7(8.2)	
その他	11(10.7)	4(4.8)	
教育			
大学院／専門職	29(28.4)	17(20.0)	
大学卒業	34(33.3)	21(24.7)	
大学在学	21(20.7)	23(27.0)	0.12
高校卒業	11(10.8)	19(22.4)	
7-11学年	7(6.8)	5(5.9)	
就労の有無	70(68.6)	53(62.4)	0.37
DSM-Ⅳによる 　　心気症の診断	67(65.7)	48(56.6)	0.20
発症年齢, 平均(SD), y	30.54(14.00)	32.65(15.79)	0.34

DSM-Ⅳ ; Diagnostic and Statistical Manual of Mental Disorders, Fourth Edition.

　　対象者の属性（プライマリケア患者か地域ボランティアか）や治療条件（CBT vs 通常治療），アウトカム評価の時期（ベースライン，6ヵ月後，12ヵ月後）を関数として，Whiteley Index について，二次および三次の交互作用の関係を見るために繰り返しのある共分散分析を行った。その結果，三次の交互作用が有意であり（$F_{2, 362}=3.38$, $P=0.04$），地域ボランティアはプライマリケア患者と比較して，ベースラインで Whiteley Index 得点がより高く，12ヵ月の時点でより大きな治療効果（CBT と通常治療との差）があったが（$F_{1, 181}=5.04$, $P=0.03$），6ヵ月の時点でそれは認められないことが示された（$F_{1, 181}=2.37$, $P=0.13$）。したがって，対象者の属性（プライマリケア患者または地域ボランティア）もこのモデルにおいて共変量として含むこととした。

D. 心気症患者への CBT 介入によるアウトカムについて

　　各測定尺度について，繰り返しのある共分散分析（ANCOVA）を行った（表2-4）。

1）第一次転帰測定尺度：Whiteley Index

　　アセスメントの時期（ベースライン，6ヵ月後，12ヵ月後）と群（治療群対対照群）の交互作用が統計的に有意であった。患者内比較では，ベースラインと比較し

表 2-4　心気症状（N＝187）

	治療群 平均（SE［95% CI］）*	対照群 平均（SE［95% CI］）*	P値†
Whiteley Index（範囲, 1-5）‡			
ベースライン	3.58（0.054［3.47-3.68］）	3.51（0.060［3.38-3.62］）	
6ヵ月フォローアップ	2.82（0.075［2.68-2.97］）	3.21（0.083［3.05-3.38］）	<0.001
12ヵ月フォローアップ	2.65（0.084［2.48-2.81］）	30.02（0.093［2.85-3.21］）	
心気症的な思考の頻度（範囲, 1-5）‡			
ベースライン	2.09（0.066［1.98-2.21］）	2.29（0.064［2.16-2.41］）	
6ヵ月フォローアップ	1.75（0.057［1.63-1.86］）	2.14（0.063［2.01-2.26］）	0.008
12ヵ月フォローアップ	1.62（0.056［1.51-1.73］）	2.02（0.062［1.90-2.14］）	
健康不安（範囲, 1-4）‡			
ベースライン	2.68（0.047［2.58-2.77］）	2.71（0.051［2.61-2.81］）	
6ヵ月フォローアップ	2.29（0.047［2.20-2.38］）	2.51（0.051［2.41-2.61］）	0.004
12ヵ月フォローアップ	2.20（0.051［2.10-2.30］）	2.44（0.056［2.33-2.55］）	
身体感覚増幅（範囲, 1-5）‡			
ベースライン	3.25（0.067［3.12-3.38］）	3.04（0.073［2.90-3.19］）	
6ヵ月フォローアップ	2.92（0.068［2.79-3.06］）	2.96（0.074［2.81-3.11］）	0.003
12ヵ月フォローアップ	2.82（0.070［2.68-2.96］）	2.87（0.077［2.72-3.03］）	
心気症の身体症状（範囲, 1-5）‡			
ベースライン	2.73（0.048［2.63-2.82］）	2.81（0.053［2.70-2.91］）	
6ヵ月フォローアップ	2.16（0.056［2.05-2.27］）	2.42（0.061［2.30-2.55］）	0.08
12ヵ月フォローアップ	2.00（0.056［1.88-2.11］）	2.24（0.061［2.18-2.36］）	

CI：信頼区間
*ベースラインにおける教育水準，精神障害の併存，対象者の属性を調整している。
†P値は，教育水準，精神障害の併存，対象者の属性を共変量として用いた分散分析（ANOVA）モデルから，群とアセスメントとの交互作用については Greenhouse-Geisser の調整に基づいている。
‡高得点は，より重度の症状を示す。

て，6ヵ月（$F_{1,182}=20.1$, $P<0.001$）と 12 ヵ月（$F_{1,182}=14.2$, $P<0.001$）の両方において，治療群対対照群の改善の程度に，統計的に有意な差があることが明らかになった。Whiteley Index の治療効果の大きさは，6ヵ月では $r=0.31$，12 ヵ月では $r=0.27$ であった。

2）心気症的思考評価：Hypochondriacal Cognitions Questionnaire

心気症的思考頻度については患者内比較により，治療群が対照群に比べ，6ヵ月（$F_{1,182}=6.97$, $P=0.009$）および 12 ヵ月（$F_{1,182}=5.64$, $P=0.02$）のフォローアップで，より大きな改善があることが明らかになった。

3）第二次転帰測定尺度：Health Anxiety Inventory

健康不安の尺度についての患者内比較により，治療群は対照群よりも，ベースラ

表2-5 日常生活機能と社会的機能障害(N=187)

	治療群 平均(SE[95% CI])*	対照群 平均(SE[95% CI])*	P値†
手段的日常生活活動(0-100)‡			
ベースライン	74.92(2.01[70.89-78.96])	74.99(2.25[70.57-79.43])	
6ヵ月フォローアップ	82.54(2.11[78.39-86.71])	70.61(2.31[66.05-75.18])	<0.001
12ヵ月フォローアップ	83.42(2.03[79.43-87.42])	72.33(2.22[67.85-76.62])	
社会的活動(0-100)‡			
ベースライン	81.41(2.35[76.78-86.05])	81.61(2.58[76.52-86.69])	
6ヵ月フォローアップ	86.02(2.20[81.69-90.35])	80.55(2.41[75.80-85.30])	0.10
12ヵ月フォローアップ	86.11(2.34[81.50-90.72])	79.26(2.56[74.21-84.32])	

*ベースラインにおける教育水準，精神障害の併存，対象者の属性を調整している．
†P値は，教育水準，精神障害の併存，対象者の属性を共変量として用いた分散分析(ANOVA)モデルから，群とアセスメントとの交互作用についてはGreenhouse-Geisserの調整に基づいている．
‡ 0-100(100＝最大値)

インと比較し6ヵ月（$F_{1,182}=6.73$, $P=0.01$）と12ヵ月（$F_{1,182}=7.01$, $P=0.009$）両方の時点で，より大きな改善があることが示された．

4) 身体感覚増幅尺度：Somatosensory Amplification Scale

身体感覚増幅に関して患者内比較をしたところ，治療群は対照群と比べ，6ヵ月（$F_{1,182}=8.47$, $P=0.004$）および12ヵ月（$F_{1,182}=7.70$, $P=0.006$）の両方で，より大きな改善が見られることが明らかとなった．

5) 心気症的な身体愁訴：Somatic Symptom Inventory

心気症的身体症状に関しては，治療による有意な改善は見られなかった．

E. 日常生活機能の状態および社会的機能障害の程度：Functional Status Questionnaire（表2-5）

2つの治療条件（CBT治療群vs対照群）について多変量共分散分析（MANCOVA）を使用して，日常生活機能の状態および社会的機能障害の程度の比較検討を行った．

日常生活機能の状態について，アセスメントの時期によって群に有意な交互作用が見られる（$F_{2,364}=12.32$, $P<0.001$）一方で，社会的機能障害の程度は統計的に有意な差はなかった（$F_{2,364}=2.29$, $P=0.10$）。日常生活活動について患者内比較を行ったところ，6ヵ月後（$F_{1,182}=18.44$, $P<0.001$）および12ヵ月後（$F_{1,182}=18.30$, $P<0.001$）の両フォローアップ時点で，治療群と対照群とを比較して，統計的に有意な改善の差があることが明らかになった．12ヵ月後フォローアップ時

点における日常生活機能に対する治療効果の大きさは，$r=0.30$ であった．社会的機能障害の程度について患者内比較を行ったところ，12ヵ月後時点において治療群と対照群とに統計的に有意な改善が見られた（$F_{1,182}=3.74$, $P=0.05$）が，6ヵ月後フォローアップの時点においては有意ではない（$F_{1,182}=3.06$, $P=0.07$）ことが示された．12ヵ月後フォローアップ時点において，社会的機能障害の程度に対する治療効果の大きさは，$r=0.23$ であった．

F．その他のアウトカム

患者が治療を受けた治療者ごとの比較をした場合，どの転帰尺度においても有意差は認められなかった．

本研究での介入時点では，CBT のみを行い，併存する精神障害に対する治療を行っていなかったが，患者あるいは担当医が適切であると考えた場合，患者はその治療を求めることが自由にできた．6ヵ月後フォローアップ時に，CBT 治療群の20人（19.6％）と対照群の19人（22.4％）の患者は，CBT 介入時点から抗精神病薬による薬物治療あるいはメンタルヘルスの専門家からのケアを受け始めていた．12ヵ月フォローアップ時点では，CBT 治療群6人（5.9％）と対照群5人（5.9％）の患者が，6ヵ月後フォローアップ時点から抗精神病薬治療またはメンタルヘルスケアを受け始めていた．これらの割合は，CBT 治療群と対照群の間で有意差はなかった．

IV 研究結果のまとめ

A．心気症に対する CBT 介入の有効性

本研究の CBT 介入の6セッションは，心気症の基盤にある認知的・知覚的なメカニズムを特異的にターゲットとして一連の心気症状や信念，態度を有意に改善させたと考えられる．この CBT の治療効果は，6ヵ月後のフォローアップ時で明らかであり，12ヵ月後のフォローアップ時点でも持続している．日常生活機能・社会的機能への効果は，6ヵ月後フォローアップの時点では一定の有意な効果は見られなかったが，12ヵ月後フォローアップの時点で主要エンドポイントに効果が現れている．これらの CBT の治療効果は，ベースライン時に併存する精神障害の有無や社会人口統計学的特徴，対象者の属性（患者かボランティアか）を調整後，intent-to treat 分析を使用することにより得られた結果である．本研究の結果は，長期のフォローアップのために対照群が設定された他の心理学的治療トライアル研究の結果とのみ比較可能である．

心気症は，平均罹病期間は11年で，難治性の慢性疾患であると一般的には見なされ，有効な治療的介入はないとこれまでは考えられてきた。

　今回，本研究において，CBT介入による治療効果の大きさが中程度ではあるが，認められた。本研究のCBTは6セッションのみの短期間で，フォローアップのブースターセッションを含んではいなかった。今後，ブースターセッションを挿入し，回数を8セッションに増やすことにより，治療効果を高めることができる。また，エンドポイントにおいて，併存する精神障害の症状が未治療のまま続いていた患者もいたことから，CBT介入の治療効果が中程度になったとも考えられる。

　心気症的な"身体の症状にとらわれる態度"と"身体（化）症状への関心"は，心気症の"身体（化）症状"よりも大きな改善が見られた。この結果は，直観とは相反するが，実際には予想されたものである。治療的介入は，"身体（化）症状"を徹底的に治癒させることではなく，"身体（化）症状"に対する対処方法（コーピング）を改善させることを意図している。"治癒（cure）"よりも"ケア（care）"を治療目標にしているのである。また，"概念上で意図するもの"と"実地臨床上での出来事"の間にはバイアスがある。経験的にも，種々の"身体（化）症状"に対する臨床的経験や治療介入トライアルにおいて，最も改善する患者というのは，自己の身体的不快感を取り除こうとせず，むしろ不快感を緩和する対処方法を学習する患者であることが示唆される。概念的に心気症の"身体（化）症状"の基盤には，心理的要因および対人関係による反応が絡んでいるため，"身体（化）症状"だけを引き剥がして治療を行うことはできない。

　本研究の結果からは，心気症の現実的な治療のゴールは，"身体の症状"それ自体を除去しようとするよりもむしろ，患者を苦しめている病気に対する恐怖感や病気の存在を確信する信念を軽減すること，また対処方法を改善させることであることが示唆された。

　また，本研究においては，統計学的に"標準化した治療ガイドラインのみ"と"CBTのみ"の効果の分散について統制することはできなかった。すなわち，標準化した治療ガイドラインを内科主治医に送付したことだけでも，治療効果に影響を与えたことは否定できない。身体化障害患者の一般科主治医に精神科コンサルテーションの紹介状を送付しただけでも，治療費を削減し身体機能も安定化が可能であったという研究もある。本研究からも，心気症や身体化障害の患者においては，一般医学的治療と心理社会的ケアを線引きすることなく統合することが重要であることが示唆された。

B. 本研究の限界について

（1）本研究参加に同意した対象患者は，同意しなかった者に比べて心理社会的アプ

ローチを受け入れやすかったために，このアプローチが有効であったという可能性が考えられる．一方で，対象患者は心気症状の重篤度が比較的軽度であったことから，内科医からの援助に反応しやすかった，あるいは自然に改善したとも考えられる．このことは治療効果を低下させる要因になっていた可能性がある．また患者の25％はセッションに4回以下しか参加していないことから，今後，治療導入後のドロップアウトを減らすことが課題であると言える．

(2) 本研究では，注意をコントロールすることすなわち非特異的な注意やサポート，関心，肯定的な期待を与える一般的・心理社会的介入については，欠落していた．

また，このことは特別な認知的・行動学的介入のストラテジーの治療効果に制限を与えてしまった．しかし心気症の基盤にある認知過程（たとえば，心気的思考による認知の歪み，健康への信念，身体感覚増幅）が治療によって改善されたという事実は，この治療には特別な効果があることを示唆している．

(3) 本研究では，対照群においても，CBT介入により注目に値する改善が生じた．これは，一過性の心気症状を持つ患者が偶然含まれていたためであると思われる．2つのスクリーニング尺度の実施時期が，約3週間しかなく，近接しすぎていた．また，統計学的に縦断的研究における平均への regression や supportive effect が，自然治癒率の高さの一因になったことも考えられる．また対照群担当の医師が，この研究で心気症を学んだことによって，心気症患者を支援しようと一層努力するというホーソーン効果（Hawthorne effect）が生じていた可能性もある．

(4) 対象者は，プライマリケア受診患者もしくは地域ボランティアの2種類であった．この2つのグループの状態像は，ベースラインにおいて異なっていたが，この2つのグループの属性は，全ての分析において共変量として含まれていた．したがって，本研究の結果は，ある程度一般化することができるものと思われる．

(5) 本研究のCBT治療は多くの心気症患者にとって魅力的ではなかったかもしれない．30％のみしか研究計画に参加しなかった．心気症患者は"自分の状態が医学的病気であることを確信している"と定義づけられていたことから，心理社会的治療は，患者にとって無意味なものに見えた可能性がある．

C. 結 論

本研究において，B項に挙げたような研究上の問題点はあったが，CBT治療介入の利点を損なうようなものはないと考えられた．一般身体科外来において，心気症状を持つ患者はありふれており，一般市民における心気症的患者は，かなり存在すると考えられる．将来的には，本研究のCBTだけでなく，プライマリケアにお

いて心気症患者がより魅力的に受け入れられる治療や，一般身体科においてもより導入しやすい治療介入を開発していく必要がある。

V 認知行動療法（CBT）プログラムを適用した症例について

最後に，軽症うつ病エピソードにおける機能性身体症状に対して，前章で説明したCBTプログラムを適用した症例について述べる。

（プライバシー保護のため個人を特定できるような情報については匿名性が保たれる記述とした。2007年第48回日本心身医学会総会にて，本症例の一部を発表した。）

症例：30歳，女性，会社員
主訴：頭痛，背部痛，腹痛
既往歴：顎関節症
現病歴：X−2年長女を出産後，産休1年を経て職場に復帰した。

仕事中に頭痛，腹痛がたびたび出現するようになり，3ヵ月間続いていた。

「全身の筋肉が痛い，特に頭から背中にかけて痛い。仕事中に腹痛があり下痢をする。仕事ができない」とのことで，X年9月内科医を受診した。

精査の結果，身体的異常所見がないことから，心療内科に紹介された。
初診時所見：自覚症状として頭痛，腹痛，背部痛などの痛みが主とした身体症状であった。

軽度抑うつ感，易疲労感，意欲低下，業務能率の低下が見られた。

食欲やや低下，睡眠は良好であった。

身体的診察・検査から特記すべき所見はなかった。
診断：軽症うつ病エピソード（ICD-10）

自覚症状としての頭痛，腹痛，背部痛は，うつ病に伴う機能性身体症状が考えられた。

治療経過

仕事は休職し，自宅療養のもとで，薬物療法（パロキセチン10 mg → 40 mg）にて，4ヵ月後X年12月頃には抑うつ感，意欲はほぼ改善した。仕事へは復帰せず，しばらく休職し療養することになった。

しかし頭痛は，ほぼ毎日出現し，慢性化し，後頸部から肩関節にかけての痛みや背部痛が出現することもあった。痛みのために子どもに対して，怒ったりすることもあった。パロキセチン40 mgは継続服用に加えて，頭痛時，エチゾラム0.5 mgを連日，3〜6回頻回に使用することもあった。

X+1年3月，頭痛が出現すると家事や育児に支障をきたすようになった。頭痛

表 2-6　身体症状（頭痛）の管理における CBT プログラム導入前後の変化

	CBT プログラム導入前	CBT プログラム導入後（5 セッション修了時）
頭痛自覚症状	4～5 点	0～3 点
Somatosensory Amplification Scale	53 点	38 点
HAD-Anxiety	6 点	8 点
HAD-Depression	9 点	9 点
エチゾラム服用量	6 mg	0 mg

頭痛自覚症状：悩ましている強さを5点4点3点2点1点で評価。
（症状がない＝0点）
HAD: Hospital Anxiety and Depression Scale

の改善を目的とした CBT プログラムを導入した。

　CBT プログラムを導入後，頭痛が出現する頻度，自覚症状が減少した。頭痛時に服用していたエチゾラムも服用しなくとも済むようになった。子どもに対しても，余裕を持って接することができるようになった。継続して CBT プログラムを実施したところ，日常社会生活機能が大きく改善し，X＋2年4月に復職した。

　表 2-6 に身体症状（頭痛）の管理における CBT プログラム導入前後の変化を示す。

症例のまとめ

1. 頭痛，背部痛などを初発症状として発症した軽症うつ病エピソードが，薬物療法でほぼ寛解した。しかし慢性化した頭痛が残遺症状として続き，苦痛感から育児困難に至った。
2. 慢性化した頭痛を管理する方略として，CBT プログラムを導入した。
3. CBT 導入前に比べ，頭痛の頻度，自覚症状が減少した。
4. CBT 導入前に比べ，Somatosensory Amplification Scale スコアも減少した。
5. CBT プログラムは，機能性身体症状の管理の方略として有用であり，症状が管理できるようになったことで，日常社会生活機能が改善し復職が可能なまでに回復した。

第3章

身体感覚増幅の概説
Somatosensory Amplification Overview

村松公美子
Kumiko Muramatsu

　20年ほど前にBarskyは,"心気症(hypochondriasis)"の概念について,認知行動科学の観点から,"心気症状"を"増幅させる身体様式(amplifying somatic style)"として,"心気"を"知覚と認知様式"としてとらえた。

　当時,概念の混乱と偏見が多かった心気症の病像[1]に対して,"知覚と認知の相互作用"の視点は新鮮であり,わが国でも池沢[2]が,森田正馬のヒポコンドリー基調および精神身体交互作用という考え方との類似点から,Barskyの初期の論文[3]に注目した。この心気症状を"増幅させる身体様式"としてとらえる思考を原点に,Barskyの臨床研究は発展し続けているとも言える。心気症の"増幅させる身体様式"は,"身体感覚増幅(somatosensory amplification)"として概念化され,治療的発展性を秘めていたが,今回,本書の第1章で翻訳紹介した「心気症に対する認知行動療法プログラム」として結実し,臨床実践され,さらに有効性が実証された[4]。

　本章では,本プログラムの背景になっている近年の"身体化(somatization)"の概念を概観し,身体感覚増幅について概説する。

I　身体化(somatization)の概念

　近年,身体化(somatization)の概念についてSimon[5]が概説しているので以下に述べる。かつて,初期の精神分析理論を基盤とした心理的防衛として身体化(somatization)のモデルが考えられてきた(図3-1)。すなわち,訴えられる機能的身体症状は,禁止された無意識の衝動に対する防衛として発現しているというモデルである。このモデルに従えば,まだ自覚されていないうつ病や不安障害を基盤

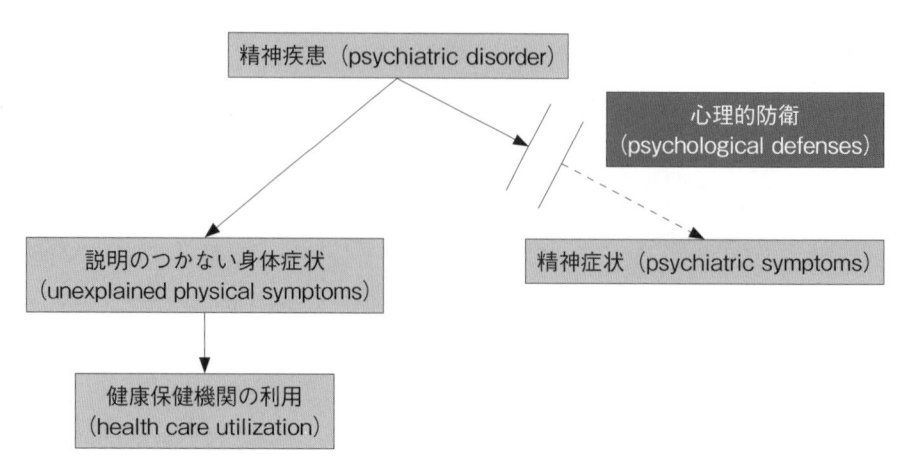

図 3-1 身体化(somatization):精神疾患が表出せずにマスクされている
[Simon GE: Somatization and Psychiatric Disorders, (In Kirmayer LJ, Robbins JM eds), Current Concept of Somatization: Research and Clinical Perspectives, pp37-62, American Psychiatric Publishing, 1991[5] より引用改変]

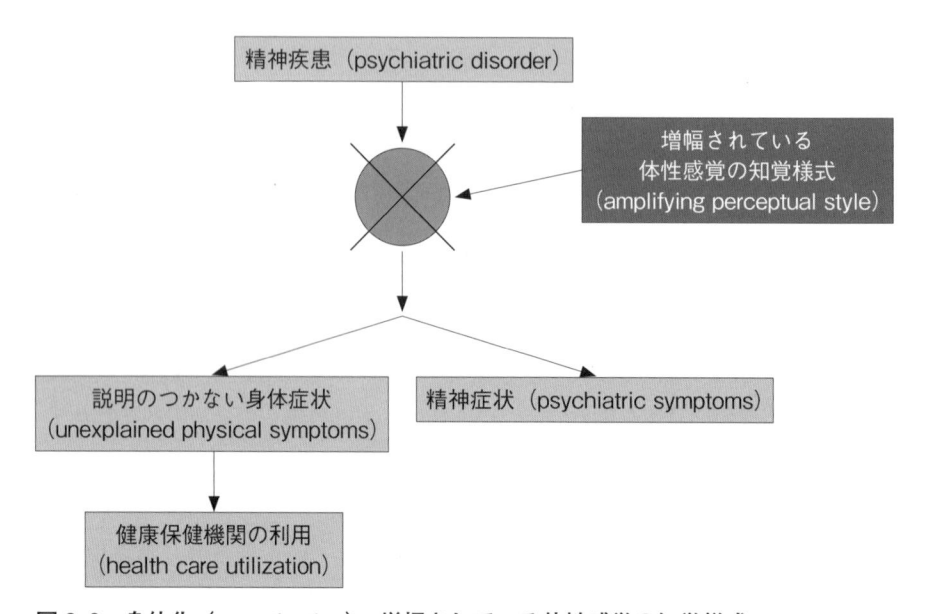

図 3-2 身体化(somatization):増幅されている体性感覚の知覚様式
[Simon GE: Somatization and Psychiatric Disorders, (In Kirmayer LJ, Robbins JM eds), Current Concept of Somatization: Research and Clinical Perspectives, pp37-62, American Psychiatric Publishing, 1991[5] より引用改変]

とする distress の表出として身体症状が発現してくるという見方がされることになる。しかしながら 1980 年代,精神疾患の精神症状と医学的に説明のつかない身体症状が同時に出現するという多くの実証的研究結果が明らかになった。これらのデータは,身体症状と精神症状は distress を表出する二者択一のチャンネルではない

ことを示していた．もし，説明のつかない身体症状が心理的 distress の無意識の防衛であるならば，その際には，心理的 distress による精神症状が乏しいはずである．しかし実際のデータでは，特にうつ病や不安障害においては，医学的に説明のつかない身体症状が高頻度で認められるという結果であった．すなわち，不安や抑うつの防衛として医学的に説明のつかない身体症状を考えるよりも，身体的および心理的 distress が平行して表出され，身体症状，精神症状が同時に共存するという考え方のほうが理にかなっている．このような考え方から次のような"distress の非特異的な増幅"としての身体化（somatization）のモデル（図 3-2）がある．これは，非特異的基盤にある distress の結果，身体症状も精神症状も高頻度に出現するというモデルである．このモデルでは，全ての感覚刺激を知覚する過程に影響を受ける"身体感覚増幅"の観点に基づく仮説から検討している．また，このモデルでは，身体化（somatization）は特別な精神科的診断というよりもむしろ"増幅されている体性感覚の知覚様式（amplifying perceptual style）"であると考えられている．Barsky は，この"体性感覚の知覚様式"の研究から身体感覚増幅として発展させた．

II 身体感覚増幅について

　Barsky は身体感覚増幅という概念を"自分が体験する不快な身体感覚の強さに関する概念"として次のようにまとめている．すなわち，正常範囲を超えて，①身体に対する過剰な警戒，注意や詮索をする傾向，②比較的弱い不定期に出現する特定の感覚に対して注意を向ける傾向，③内臓感覚や体性感覚を，普通の人が受けとめるよりも異常で病的なものとして評価する傾向などを特徴とする．この傾向は生下時からの性質および幼少時の発達成長過程で学習された性格特性（trait）と，同じ感覚について異なった状況においては異なった程度で感知しうるという一過性の状態特性（state）の両方の属性を含んでいる[3,6,7]．

　ここで増幅されうる身体感覚として取り上げられているのは，起立時の低血圧や頻脈，運動時の息切れのような正常の生理学的反応，一過性の耳鳴りや頭痛のような良性の機能異常，痛み，不安にともなう交感神経系の緊張などの内臓・体性感覚，身体疾患に起因する身体症状がもたらす感覚などである[6]．

　Barsky は身体感覚増幅の程度を測定するための自記式質問票として 10 項目の質問からなる Somatosensory Amplification Scale（SSAS）を開発した[8]．SSAS は各問の内容に当てはまるかどうかについて，5 段階で回答し，1～5 点が配点される．総得点は 10 点から 50 点の範囲となる．筆者らは，1996 年，原著者である Barsky の承認を得て，まず SSAS を翻訳した．さらに back translation 版を作成し，原著

表3-1 Somatosensory Amplification Scale（SSAS）日本語版

1. だれかが咳をすると自分も咳をしてしまいますか？
   ①全くない　　　　　　②めったにない　　　③時々ある
   ④そうであることが多い　⑤いつもそうである
2. 空気中の煙やスモッグや汚染物質などにがまんができませんか？
   ①全くない　　　　　　②めったにない　　　③時々ある
   ④そうであることが多い　⑤いつもそうである
3. 自分の身体になにか変化があると，気がつきますか？
   ①全くない　　　　　　②めったにない　　　③時々ある
   ④そうであることが多い　⑤いつもそうである
4. 打ち身をすると，いつまでもその跡が残っていますか？
   ①全くない　　　　　　②めったにない　　　③時々ある
   ④そうであることが多い　⑤いつもそうである
5. 突然大きな物音がした場合，実際にびっくりしますか？
   ①全くない　　　　　　②めったにない　　　③時々ある
   ④そうであることが多い　⑤いつもそうである
6. 自分の脈や心臓の鼓動を感じることがありますか？
   ①全くない　　　　　　②めったにない　　　③時々ある
   ④そうであることが多い　⑤いつもそうである
7. 暑すぎたり，寒すぎたりするのが嫌ですか？
   ①全くない　　　　　　②めったにない　　　③時々ある
   ④そうであることが多い　⑤いつもそうである
8. 空腹による胃の収縮に敏感ですか？
   ①全くない　　　　　　②めったにない　　　③時々ある
   ④そうであることが多い　⑤いつもそうである
9. 虫さされやとげなどのささいなことでさえ，とても気にすることがありますか？
   ①全くない　　　　　　②めったにない　　　③時々ある
   ④そうであることが多い　⑤いつもそうである
10. 痛みに対してがまんが強いほうですか？
    ①強い　　　　　　　　②やや強い　　　　　③ふつう
    ④やや弱い　　　　　　⑤かなり弱い

［村松公美子，宮岡　等，上島国利，他：Somatosensory Amplification Scale（SSAS）日本語版の有用性の検討．精神科治療学，16: 603-605, 2001[9]　より引用］

者の承認を経るという手続きを経て，SSAS 日本語版を作成した（表3-1）。SSAS 日本語版の有用性に関する検討を行った結果，身体感覚増幅を測定する質問票として有用であると考えられた[9]。

III 身体感覚増幅が関与する可能性のある疾患や病態

　　Barsky は，身体感覚増幅が関与している可能性があるとした疾患や病態を表3-2のように示した[6]。病因として特異的な関与が考えられる疾患，非特異的に関与する精神疾患，非精神病性一過性身体化障害，同一身体疾患の自覚的身体症状の多

表 3-2　身体感覚増幅が関与する疾患や病態

Ⅰ．身体感覚増幅が，病因として特異的な関与が考えられる疾患
心気症 過敏性腸症候群 筋緊張性頭痛
Ⅱ．身体感覚増幅が，非特異的に関与する精神疾患
身体表現性障害：身体化障害，疼痛性障害 不安障害 うつ病性障害 統合失調症
Ⅲ．一過性身体化障害（非精神病性）
悲哀反応 生命的な危篤状況にある重症身体疾患 ストレスとなる心理社会的問題がある時
Ⅳ．同一身体疾患の自覚的身体症状の多様性
リウマチ性疾患 虚血性心疾患 不整脈

(Barsky AJ: Amplification, somatization, and the somatoform disorders. Psychosomatics, 33: 28-34, 1992[6]. 池沢良郎：心気と身体感覚の増幅. 精神科治療学, 10: 471-474, 1995[2] より引用改変)

様性などに分けられている。一過性身体化障害とは，Barskyが悲哀反応などにおいて見られるとしている[10,11]。筆者らも身体化障害患者に対してSSASを実施し健常者と比較したところ，SSAS総得点において両者間で有意差を認めた[9]。また，急性上気道炎患者の自覚的身体症状についての身体感覚増幅の関与[12]や軽症関節リウマチにおける痛みの多様性[13]などについても検討を行っている。

また，最近Barskyらのグループは，関節リウマチ症状のコントロールのための認知行動療法（CBT），リラクセーション，心理教育の効果についての研究を報告している[14]。

Ⅳ　biopsychosocial model における身体感覚増幅の位置づけ

Johnsonは，"説明のつかない身体愁訴（medically unexplained illness [MUI]）"[15]として，表出される症状に影響を及ぼす生物学的（biological）要因，心理的（psychological）要因，認知的（cognitive）要因，社会的（social）要因の相互関係を図3-3のように示している。このモデルの中で，身体感覚増幅は，認知的要因の一つとして位置づけられる。このモデル枠を通して，症状に影響を与え

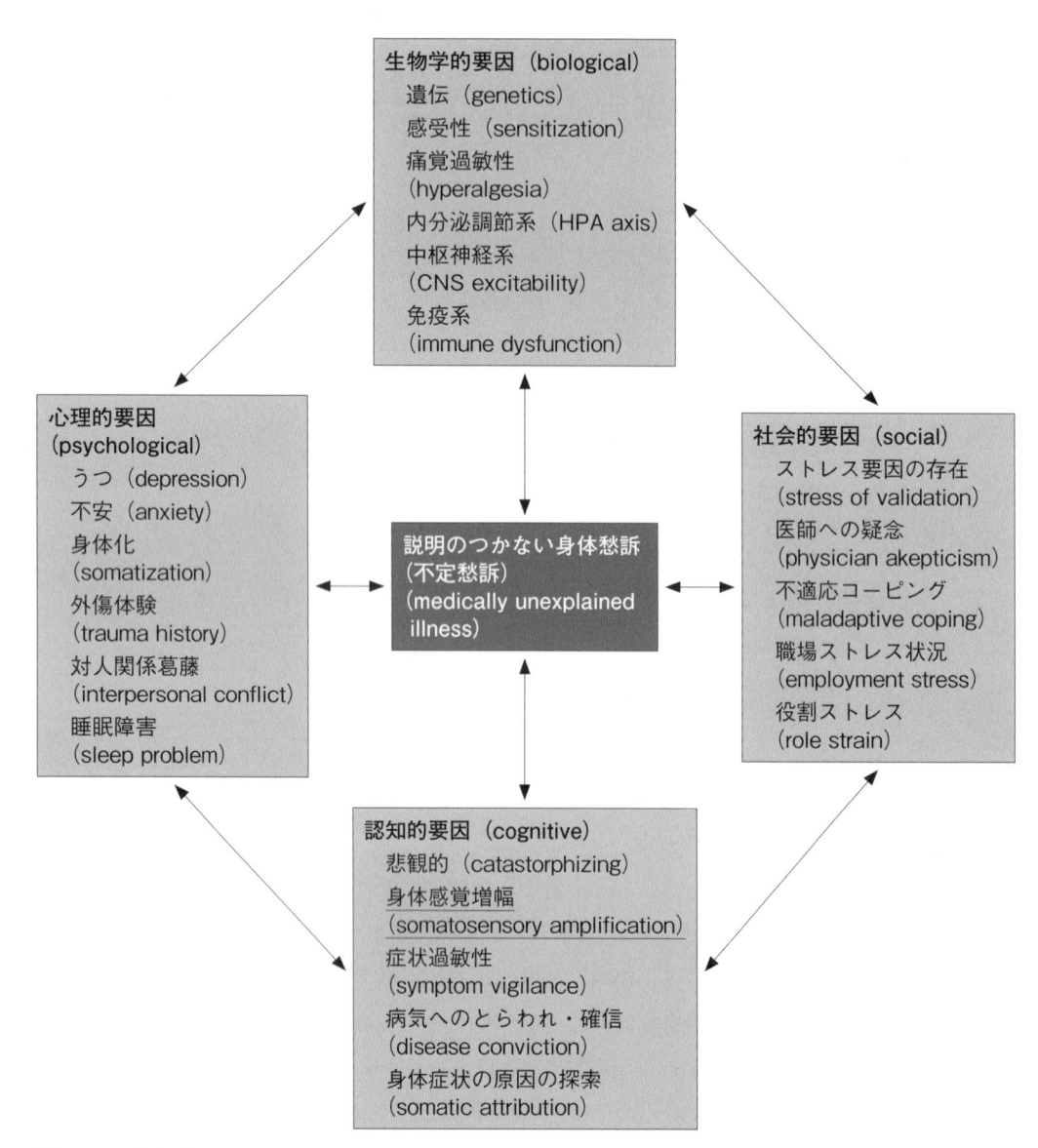

図3-3 統合的 biopsychosocial model：説明のつかない身体愁訴（medically unexplained illness）に影響を及ぼす要因の相互関係

(Johnson SK: I Overview of medically unexplained illness. Medically Unexplained Illness: Gender and Biopsychosocial Implications, pp9-11, American Psychological Association, 2008[15] より引用改変)

生物学的要因（biological）
- 遺伝（genetics）
- 感受性（sensitization）
- 痛覚過敏性（hyperalgesia）
- 内分泌調節系（HPA axis）
- 中枢神経系（CNS excitability）
- 免疫系（immune dysfunction）

心理的要因（psychological）
- うつ（depression）
- 不安（anxiety）
- 身体化（somatization）
- 外傷体験（trauma history）
- 対人関係葛藤（interpersonal conflict）
- 睡眠障害（sleep problem）

説明のつかない身体愁訴（不定愁訴）（medically unexplained illness）

社会的要因（social）
- ストレス要因の存在（stress of validation）
- 医師への疑念（physician akepticism）
- 不適応コーピング（maladaptive coping）
- 職場ストレス状況（employment stress）
- 役割ストレス（role strain）

認知的要因（cognitive）
- 悲観的（catastorphizing）
- 身体感覚増幅（somatosensory amplification）
- 症状過敏性（symptom vigilance）
- 病気へのとらわれ・確信（disease conviction）
- 身体症状の原因の探索（somatic attribution）

ている種々の要因を包括的に把握し，各方面からの適切なアプローチをすることが望ましいと考えられる。

V Somatic Symptom Disorder（DSM-5）

これまで概説してきた身体化（somatization）の研究が積み重ねられてきた結果，DSM-Ⅳ-TR の身体表現性障害（Somatoform Disorders）におけるカテゴリー分類の限界性が明らかになってきた。DSM-5[16]では，DSM-Ⅳ-TR の身体表現性障害を，ディメンジョナルアプローチの視点から，新しく Somatic Symptom Disorder が提案された。DSM-Ⅳ-TR の身体表現性障害の下位分類のうち身体化障害，鑑別不能型身体表現性障害，心気症，疼痛性障害は，Somatic Symptom and Related Disorders として一つの疾患にまとめられた（**表 3-3**）。

この Somatic Symptom Disorder に含まれる病態において，治療介入としては，いずれも認知行動療法（CBT）が有効であると報告されている[17]。

表 3-3 Somatoform Disorder（DSM-Ⅲ：1980 から DSM-5：2013 まで）

DSM-Ⅲ	DSM-Ⅳ	DSM-Ⅳ-TR	DSM-5
Somatization Disorder	Somatization Disorder	Somatization Disorder	Somatic Symptom and Related Disorders (Somatic Symptom Disorder, Illness Anxiety Disorder)
Hypochondriasis	Hypochondriasis	Hypochondriasis	
Psychogenic Pain Disorder	Somatoform Pain Disorder	Pain Disorder	
	Undifferentiated Somatoform Disorder	Undifferentiated Somatoform Disorder	
Conversion Disorder	Conversion Disorder	Conversion Disorder	Functional Neurological Symptom Disorder
Atypical Somatoform Disorder	Body Dysmorphic Disorder	Body Dysmorphic Disorder	
	Somatoform Disorder NOS	Somatoform Disorder NOS	
			Psychological Factors Affecting Other Medical Conditions

（文献 16, 17 をもとに著者作成）

文献

1) 高橋 徹：心気症 近年の精神医学疾病誌にみられる病像. 精神医学, 35: 580-587, 1993.
2) 池沢良郎：心気と身体感覚の増幅. 精神科治療学, 10: 471-474, 1995.
3) Barsky AJ, Goodson JD, Lane RS, et al.: The amplification of somatic symptoms. Psychosom Med, 50: 510-519, 1988.
4) Barsky AJ, Ahern DK: Cognitive behavior therapy for hypochondriasis: a randomized controlled trial. JAMA, 291: 1464-1470, 2004
5) Simon GE: Somatization and Psychiatric Disorders, (In Kirmayer LJ, Robbins JM eds), Current Concept of Somatization: Research and Clinical Perspectives, pp37-62, American Psychiatric Publishing, 1991.
6) Barsky AJ: Amplification, somatization, and the somatoform disorders. Psychosomatics, 33: 28-34, 1992.
7) Barsky AJ, Wyshak G: Hypochondriasis and somatosensory amplification. Br J Phychiatry, 157: 404-409, 1990.
8) Barsky AJ, Wyshak G, Klerman GL: The Somatosensory Amplification Scale and its relationship to hypochondriasis: J Phychiatr Res, 24: 323-334, 1990.
9) 村松公美子, 宮岡 等, 上島国利, 他：Somatosensory Amplification Scale (SSAS) 日本語版の有用性の検討. 精神科治療学, 16: 603-605, 2001.
10) Barsky AJ, Wyshak G, Klerman GL: Transient hypochondriasis. Arch Gen Psychiatry, 47: 746-752, 1990.
11) Barsky AJ, Cleary PD, Sarnie MK, et al.: The course of transient hypochondriasis. Am J Psychiatry, 150: 484-488, 1993.
12) Muramatsu K, Miyaoka H, Muramatsu Y, et al.: Amplification of somatic symptoms in upper-respiratory tract infections. Gen Hosp Psychiatry, 24: 172-175, 2002.
13) Muramatsu K, Miyaoka H, Muramatsu Y, et al.: Pain and Somatosensory amplification. Paper presented at the 14th Congress on Psychosomatic Medicine, Cairns, August 1997.
14) Barsky AJ, Ahren DK, Orav EJ, et al.: A randomized trial of three psychosocial treatments for the symptoms of rheumatoid arthritis.: Semin Arthritis Rheum, 40: 222-232, 2010.
15) Johnson SK: I Overview of medically unexplained illness. Medically Unexplained Illness: Gender and Biopsychosocial Implications, pp9-11, American Psychological Association, 2008.
16) American Psychiatric Association: Diagnostic and Statistical Manual of Mental Disorders, Fifth Edition (DSM-5), American Psychiatric Publishing, 2013
17) Woolfolk RL, Allen LA: Cognitive Behavioral Therapy for Somatoform Disorders, (In Irismar Reis De Oliveira ed), Standard and Innovative Strategies in Cognitive Behavior Therapy, InTech, 2012

第4章

心気症の心理教育的カウンセリング
Educational Counseling for Hypochondriasis

Arthur J. Barsky

セッション1　身体感覚増幅のシステムの概要

I　題材

(1) 症状をひどく感じる程度は，あなたがそれをどのように考えているかに左右されます。つまり，あなたの気分と状況，あなたがそのことやその後の予期にどれくらい注意を向けているのか，そして，あなたがそれに対する反応として起こす行動によるのです。次に例を挙げてみましょう。

(a) 病気の原因を以下のものに帰すること：努力，感情，セックスのために，"心臓が弱っているんだ"という心臓病への誤解。医学生の心気症，頭痛が脳腫瘍によるものなのか，もしくは目の疲労によるものなのかということ。

(b) 注意：手術後の痛みのモニタリングをすること。筋骨格の痛みは，面白い映画を見ている間は治まっている。
　エクササイズの説明：あなたの喉に集中すること。

(c) 状況：誰かが通り過ぎる時の足音に注意すること。
　"自由な呼吸"対"鼻づまり"，"忙しい時に起きた精神的にショックな出来事"対"一人でいる時に起きた精神的にショックな出来事"

(2) 自分自身で恒久化・強化してしまっているサイクル

　　症状に注意を向けると，病気であるのではないかと疑いを持つ。そうすると注意が高まりもともとの症状が増幅する。そして，過度に心配するようになり，以前は気づかなかった新しい症状が現れ，警戒心が増加する。さらに不安の症状が生じ，全てが病気であるという疑いに関連づけられ，悪循環が恒久化する。病気ではないことを確かめる証拠は無視され，確証バイアスとなる。

(3) 考えられうる多くの原因（正常な生理学的要因，良性疾患，不安，落ち込み，以前からあった慢性疾患）から，最初の症状が起こっている。その後症状は増幅され，病気を悪化させ恒久化し，症状を維持してしまう。

II　練　習

(1)【患者に以下の課題について，それを自分に当てはめて考え，自分自身を観察するよう求めて下さい。】

　　例：もし家族が上気道炎であって，あなたがくしゃみをしたとしたら，あなたはそれを上気道感染によるもの（部屋の中のちりによるものではなく）と考えるでしょう。レジールイスの急死によって，人々は以前からあった動悸に気づかされました。もしも同僚が白血病になったとしたら，あなたはあざやちょっとした傷に気がつくようになるでしょう。

(2) 図と地の絵は，前後関係や状況の役割を示しています。図 4-1，4-2 の錯視図形は，いかに認知があなた自身の視点に左右されるかを示しています。

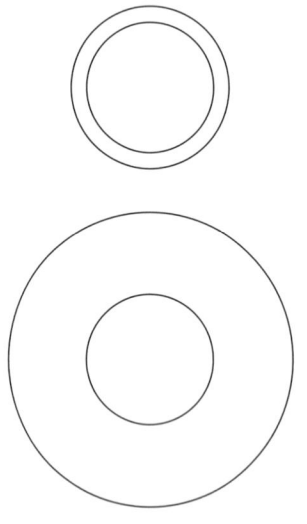

図 4-1　大きいのはどちらの円？

2つの円の内側のほうの円は，実は同じ大きさです．大きさについて影響を与えているのは，外側の円の大きさです．どれくらい大きく感じるかは，円が位置する前後関係に左右されます．

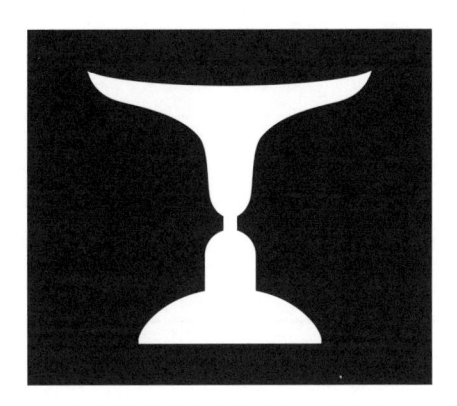

図4-2　上の絵はどんな絵でしょうか？

白い花瓶が見えますか，それとも2人の人がお互いに向き合っているのが見えますか？　私たちは，視点によってこの絵の認知を全く変えることができます．【カナダの国旗のカエデの葉を見ると，同じトリックがわかるでしょう．カエデの葉の代わりに2人の怒った男性が頭突きをしているのが見えます．】

前後関係がどれだけ強力に私たちの認知を制限しうるかを説明するもう一つの課題があります（図4-3）．

図4-3　4本の直線のみで点の全てをつなぐことができますか？（複数の線で同じ点を横切ることはできません）

問題に対してより幅広い視点を持っていないために，大部分の人々が解決に至ることはありません．彼らは，あまりに狭い前後関係でこれを見ているのです．このように解けばよいのです（次頁，図4-4）．

図4-4

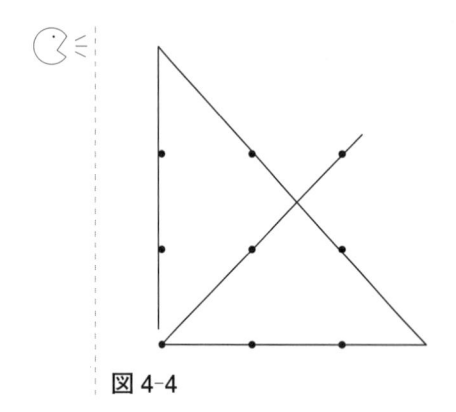

Ⅲ ホームワークの課題

A. ディストラクションの技法

(1) ディストラクション（気をまぎらわすこと）を用いた学習

あなたを悩ましており，医師によって既に確認がなされている症状を選んで下さい。1～5段階評定で，最も悩ますものを5としてあなたの症状の程度を評定して下さい。5分間，その原因やあなたの体の中で起きていることについて考え，症状に集中して下さい。それから，もう一度5段階で症状を評定して下さい。評定値はどちらの方向に行ったでしょうか？ 次に，以下のリストからディストラクションの技法を選んで，2，3分間それをやってみて下さい。もしも自分でやってみたいことがあれば，そのようにして下さい。建設的で夢中になれる活動を選ぶのがよいでしょう。ディストラクションは，煩わしい感覚や繰り返される不安から意識をそらすことができます。ディストラクションをやってみた後に，もう一度症状の程度を評定して下さい。評定は変わりましたか？ ディストラクションのワークシート（p124）の見本は下記（2）のようなリストになっていて，あなたが自分自身の反応を追っていけるようなアイディアを与えてくれるでしょう。

(2) ディストラクションのリスト

(a) たとえば，アルファベット順にスープの種類を挙げること。A＝アスパラガス，B＝豆，C＝マッシュルームのクリーム。50州全てを挙げること。高校または小学校時代の同級生の名前を全て思い出そうとすること。

(b) 単純な仕事（たとえば食器洗い，植物への水やり）を行うこと。その活動に専念しましょう。

(c) 手作業をして楽しい時間を過ごすこと。編み物，刺繍，木工またはビーズ細工。日記を書いたり，絵を描いたり，落書したり，ペンキを塗ったりすること。
(d) 外の世界に焦点をあてること。窓の側に立ち，通り過ぎていく車の数を数えること。家の庭または近所の庭で先週から何か変化していると気づいたことを挙げること。
(e) あたかも映画を見ているかのように，あなたの思い出の中で幸せな瞬間を思い返すこと。場面を，生き生きと思い出すために五感を全て使って下さい。たとえば，温度や周囲の音，光の感じ，かすかな風，その他を想像してみようとして下さい。
(f) リズムをとること。ラジオに合わせて歌う（ストレスの多い交通渋滞の時にするとよいでしょう），手でリズムをとる，詩を暗唱する，猫をかわいがるなど。
(g) あなたが楽しみにしている活動を計画することに集中して下さい。
(h) ゲームがディストラクションになるでしょう。たとえば，コンピューターゲーム，トランプ，クロスワードパズルとワードゲーム。
(i) ユーモアのセンスがある人に電話をかけること。症状または健康について話すことは意図的に避けて下さい。
(j) 温かいお風呂に入るかシャワーを浴びること。石鹸やふわふわのすてきなタオルの香りに注意を向け，快適な経験となるようにして下さい。
(k) 運動か散歩をすること。

B. 症状日記をつけること

日付	時間	症状の最初の評定	症状に5分間集中した後の評定	ディストラクション	ディストラクション後の評定
〈記入例〉 1月17日	午前10時	動悸がするような気がする。 評定値：1	心臓がどきどきする。こんなにどきどきするなんて，きっと悪い病気に違いない。 評定値：5	兄弟とキャンプに行く計画を考えた。	動悸がしなくなり，よりリラックスしたと感じる。 評定値：0
1月18日	午後6時	胸がしめつけられる……またくだらない掲示板を見たからだ！ 評定値：3	道でうずくまり，自分の心臓のことを考えると……もちろん，しめつけられる感覚と緊張はさらに悪化した。 評定値：5	少しの間，深呼吸をした。	ほとんど緊張がなくなる。 評定値：1

セッション2　たいていの症状は良性のものである

Ⅰ　題　材

(1) 健康であるというのは，症状が全くないというわけではありません。身体の不快感が病気であることを意味するわけではありません。健康な人々を母集団とした調査では，一般的な成人は，4〜6日間のうちに少なくとも1つの身体症状を有します。20％の人は，深刻な慢性疲労を報告し，45％の人は前年に背中の痛みがあったと報告していました。他にも，耳鳴り，動悸，不眠症，下痢など，いろいろあります。

(2) 一時的で自己限定的な良性の病気は，ありふれたものです。実際，ひとりでに良くなります。【ほとんどのものが自然に良くなるということです。たいてい，朝までには本当に良くなるのです。】

(3) 症状の原因となる病気以外の要因

　　体調不良→疲労

　　筋肉緊張→首と背中の痛み

　　過呼吸→めまい，呼吸困難，胸の痛み

　　カフェイン→動悸

　　浅い睡眠→疲労，筋骨格の痛み

　　不安→発汗，不眠症，震え

　　栄養失調→胃腸の不調

　　ストレスと加齢，"消耗感と疲労"

　　正常な生理機能：転位症，起立性めまい，耳鳴り

(4) しかし，これらの症状は全て実在します。想像や誇張，嘘ではありません。あなたの間違いではないのです。

(5) 【(3) の症状の原因となる病気以外の原因について患者自身に当てはめた場合について聞いて下さい。結果的に良性で自然治癒性のものであるような自分の症状の例を述べてもらいましょう。認知スキーマを変えるために，患者は深刻な病気によって症状が起きたのではないということを積極的に議論しなければなりません。】

Ⅱ 練習

煩わしい症状を一つ選び，考えられうる原因を全てリストアップして下さい．良性の原因としてはどんなものが考えられますか？ どれが最も起こりうるでしょうか？

良性の原因を一つ選択し，悪魔の賛同者になってみましょう．すなわち良性のものであり，深刻なものではないはずの，あらゆる証拠を考えてみるのです．たとえば，私は以前その症状があって，それは深刻なものではなかったし，他の知り合いの人もそれがあったようだ，というように．あなたの考える病気に対する帰属に対抗するようなあらゆる証拠を考えてみて下さい．

たとえば，"私の家族でその病気にかかった人はいない"だとか，"深刻な病気になるにはまだ若すぎる，もしもそれが深刻なものだとしても，早くから治療を受けているのだから治療可能なはずだ"などです．

Ⅲ ホームワークの課題

2，3時間あるいは一日のあなたの身体感覚の経過を追ってみて下さい．いかに多くの，普通にズキズキする痛みやかゆみ，疼痛が四六時中体内に現れていることに驚くでしょう．ちょっとした吐き気，耳鳴り，口の中の気持ち悪さ，しゃっくり，げっぷなどがあるでしょう．この感覚のリストは，もしもあなたが病気だと心配するのならば，感覚に焦点をあて，病気の症状として強めてしまうことの可能性のある感覚の貯蔵庫となります．普段はそれらがあることを取り上げないのですが，それらが何らかの病気に関連していると思うと懸念が強まります．医学的状態の恐怖のために，これらの良性の感覚に対して，どのくらいあなたは心配する時間を費やしていますか？ あるいは，あなたがすでに診断を受けた医学的状態よりも，恐れることによってますます症状が悪化していませんか？

あなたがこれらの症状で可能性のある原因を考える時，すぐに思い浮かぶのはどのようなことですか？ 不吉な説明ですか？ あなたが普段の一日の過ごし方の中で，2，3時間自分の否定的な思考に注意を向けてメモして下さい．思い浮かんだ考えを手早く書きとめるためにノートを持ち歩くことが役立つでしょう．それらの否定的思考はあなたをどのような気持ちにさせるでしょうか？ それらは，何らかの役に立っているでしょうか？ それとも有害でしょうか？

否定的思考が起きる時に，それらをリストアップするというプロセスや，それらが気分が悪くなってしまうことをどれほど助長するかということに気づくまでのプ

ロセスには既に取り組み始めています．次のステップは，否定的思考の代わりとなる説明を見出すことです．練習として書き出したそれぞれの考えについて質問に答えて下さい．

- この思考は私の症状の一因となっているだろうか？
- どこで私はそのような考えを学んだのだろうか？
- この考えは論理的だろうか？
- この考えは，本当に確かなのだろうか？

そして，症状に対する解釈の代わりとなるものを考え出してみて下さい．

1週間思考記録をつけるのは非常に意味のあることです．あなたは自分の思考がどれほど否定的であるのか，あるいは，自分が症状についてどれほど多くのことを考えているかを知って驚くかもしれません．思考と身体との結びつきを知れば知るほど，気分を良くするためにその結びつきを利用できるようになるでしょう．翌週，症状があるたびごとに，症状欄に記録して下さい．"最初の思考"の欄には，各症状が生じた時に起こった最初の考えを記録して下さい．"代わりの説明"の欄には，より健康的な代わりの思考を記録しましょう．

症状と思考のワークシート

日付	時間	症状	最初の思考	代わりの説明
〈記入例〉 1月17日	午前8時	頭痛	目覚めたらまた頭痛がした……それが脳腫瘍であるとしたら……．	頭痛は，筋肉緊張と不安によって起こることがある．スタッフ会議が心配なんだろう……より多くの解雇があるかもしれないから．
1月19日	午前8時45分	頭痛	これは，とても恐ろしいことなんだ……今日の会議にはどのように臨んだらいいだろうか．	今までこの会議を100回やってきたんだから……今日もちゃんと進められるだろう．

セッション3〜4　診断を得ることから対処することに焦点を変えること

I　題材

(1) 診断を要求することと満足できる診断を得ることの困難さ

(a) 損傷や病理学，病態生理学と，機能障害や組織診断とをはっきり区別しましょう。【患者の病因のモデルを構造的なものから機能障害として考えるモデルに徐々に移すようにして下さい。】

(b) 医学的治療は明白な損傷がある時は効果的ですが，機能障害の場合は効果がありません。たとえば，偏頭痛や背中の痛みといったものです。機能障害を理解するための科学的な知識はあまりなく，現代の生物医学には限界があります。決定的な診断と治療法の欠如は，医師の関心の乏しさや無力さによるものではありません。

(c) 本当に満足のいく説明や診断を受けることはできないかもしれません。しかし，あなたは機能的症状に対して説明を求めるでしょう。その症状に対して説明を求めるのはあなたが持っていないものではなく，あなたが持っているものに対してです。認知的・知覚的な症状増幅モデルを提案してみましょう。

①あなたは，"ノイズのある体"を持っています。

②あなたには鋭い感覚神経系があります。

(d) 調整がうまくされていない車で，ラジオの音量を大きくしている時をたとえとして，車が加速する時のソナー音を探してみて下さい。あなたは，優れた感覚神経系を持っているのです。このことが，症状増幅のサイクルに導きます。

(e) それが全てあなたの頭の中で起きていることを意味するのではありません。

(2) 代替アプローチ：病気を治癒することよりも対処すること。

(a) 未解決の不快感を最小化し，補償し，克服し，無視するといった対処をするための努力にベストをつくすことです。

(b) そうしなければならないといったん気づくと，深刻な病気にうまく対処することができます。練習のための良いコーピング（対処方法）使用者の例があります。【同じくらい長期間自分の症状を過小評価している深刻な病気の患者に利用することができます。】

Ⅱ 練習

(1) "満足がいく診断"を得ることの困難さについて，その理由を自身のことに当てはめて考えて下さい．その可能性についてあなたはどう思いますか？ "満足がいく診断"を受け入れるところまできたと想像することができますか？ "満足がいく診断"は意味をなしますか？ なぜですか？ "満足がいく診断"はどこであなたの頭から離れるでしょうか？

(2) 病気を治すというよりはむしろ対処することについて，要因を自身に当てはめて考えてみましょう．あなたは病気にうまく対処することができた人を知っていますか？ 彼らは何をしていましたか？ 彼らはどのように対処していましたか？ 設定する特定の"リハビリテーションの"目標周辺の問題を解決して下さい．あなたは，治癒のために費やした時間と労力とお金をどうしたいと思いますか？ どのような方法でその目標に達しようと取り組むことができますか？
【行動療法の前提を患者に説明して下さい．】一連の段階的なスモールステップを一つ一つ順番に成し遂げられれば，大きな変化を達成することができます．

Ⅲ ホームワークの課題

(1) 目標を選び，それに到達するための計画を考案して下さい．
　　目標は，ポジティブな言葉で述べると最もうまくいくので，具体的な行動でかつ測定可能なことを述べるのが重要です．そのステップは以下のことを含んでいます．

▶これから1ヵ月間の長期的な目標を選んで下さい．

▶長期的な目標を短期的な目標に分けて下さい．あなたがここ数日あるいは週にわたって行うことのできるステップとしましょう．

▶最終的な目標をいくつもの段階的なスモールステップに分けた場合に，あなたの行動に大きな変化を起こせることを覚えておいて下さい．次の段階に進む前に，各々のスモールステップを完璧に身につけて下さい．目標に向かってゆっくりと安定して前進することを目指しましょう．

▶辛抱強く，目標を達成するんだと決意して下さい．毎日，1つの短期的ステップを実行して下さい．進歩したことを強化するために，ご褒美を多く設定して，あなたがなした健康的な進展をほめましょう．

▶誰でも一度はつまずくものです．目標が現実的であるかを確認して下さい．失敗を避けるにはどのようにしたら良いかを考え出し，それから計画を少し戻して始

めて下さい。

(2) 報酬について

　楽しめる活動をして前進したら，ご褒美が得られることを確認して下さい。リストを，ここに挙げています。あなたは，課題の終わりにあなた自身の大好きな活動を加えることができます。

トランプ，ゲーム，パズルをする

地域の手伝いをする

好きなものをコレクションする

週末の休みの予定を立てる

デートする

大声で歌う

スピリチュアルなことをする

週の半ばに映画を見に行く

散歩，ジョギング，ハイキング，スケート，水泳

音楽鑑賞

日光浴

休暇に撮った写真をスクラップブックにまとめる

趣味を楽しむ——絵画，ビーズ，針仕事，大工仕事

友人と過ごす

キャンプに行ったり，海に行ったり，釣りに行ったりする

楽器の演奏をする

洋服を買う

家の修繕をする

誰かがあなたに言ってくれた親切な言葉を思い出す

子どもと遊ぶ

セッション5 症状と治療に関するよくある誤解——システムの機能の仕方

I 題材

(1)【一般的にある誤解をいくつか提示して下さい。】

(a) **症状について**

症状が激しいのであれば，それはより深刻であることを意味するでしょう。症状が慢性的であるのなら，それが病気によるものに違いないことを意味します。

誤った推論の例

メニエール症候群はめまいを呈するもので，私はめまいを感じている，ゆえに私はメニエール症候群なのだ。

(b) **診断のための検査について**

検査は，病気であることを除外する唯一の方法です。あなたが検査をする時点で症状に関する兆候を示していなければ，検査を信頼することができません。医師から検査を指示された患者は検査を受けるべき病気を持っているんだと信じ込むに違いありません。

(c) **健康と病気について**

あなたが健康であることを確信することは可能です。全ての状態は診断がつくものです。したがって，医師が私の問題に診断をつけなかったとしたら，それは医師（彼／彼女）が十分に真剣には私の症状を理解しようとしていない，あるいはしっかりと治療していないことを意味しているに違いありません。命にかかわる病気の最初の徴候を見逃さないためには，絶えず過度に警戒したままでいなければなりません。こうして相対的な危険と絶対的な危険を区別することに失敗してしまうのです。

(d) **医学的な治療のプロセスについて**

医師がどこも悪くないと考えるならば，私が症状をでっちあげているとか，単なる想像に過ぎない，自分をだましているなどと言うでしょう。陰性の検査結果はそもそも，既に心配になっている患者を安心させることはありません。医師の最初のアプローチが症状の医学的原因を追い求めることであったために，医師は原因が何も見つからなかった，これは精神的なことからきているに

違いないとどのようにして思うのでしょうか？　医師は深刻な症状ではないといったん決定すれば，その後それを観察するのをやめるでしょう。

II　練　習

(1)【患者自身の経験を題材として，個人に当てはめて考えさせて下さい。ネガティブな反応や感情があれば，励まして下さい。】あなたは，実際に心配していることを主治医に話していましたか？　主治医は1つのことを言って，別のことをしましたか？　彼（彼女）はあなたが有していないと言った症状を扱いましたか？　あなたを悩ますことのない何かについて安心させようとしたでしょうか？

(2)【プライマリケア医の重要性について話し合いましょう。そうしないと，ケアをする人同士での混乱や矛盾，不一致，誤りなどが生じることを避けられなくなってしまいます。】

(3)【その情報の価値と感覚とを関係ないものとして切り離すことについて話し合って下さい。情報の価値に基づいて，主治医と治療計画を立てて下さい。他の不健康な行動は，不必要になります。医師が見守ることの重要性を強調して下さい。】

III　ホームワークの課題

(1) あなた自身健康管理について抱いている懸念や心配，不安をリストにして書きましょう。それらを優先させて，次に受診する際主治医にそのうちの1つについて尋ねることにして下さい。

(2) あなたが定期的に主治医に会うことを必要とする頻度について考え，主治医と話し合う予定を立てて下さい。

(3) 最もあなたを悩ませている症状や問題を書きとめて，診察ごとにそのうちの1つを取り上げることができるようにそれを優先させて下さい。

セッション6　おさらいとまとめ

I　題　材

(1) セッション1〜5の主なポイントを簡単に復習して下さい。
(2) 治療を振り返りましょう。どんなことが役に立ち，あるいは役に立たなかったでしょうか？　どの方法が気分をより良くさせ，どれがそうではなかったでしょうか？　症状を全て取り除くことが目標ではなく，不快，苦しみ，思考の侵入，障害をより少なくすることが目標であると覚えていて下さい。
(3) 将来起こりうるストレスを予想し，それらに対処するための方法をリハーサルしておきましょう。

あとがき

　Barsky 教授は，親日家で交流されておられる日本人の研究者，臨床家も多い．1992 年，私が，新潟大学精神科在籍時，Barsky 教授の somatosensory amplification についての論文を抄読会で取り上げた際，故飯田真教授から，森田神経質におけるヒポコンドリー基調との相違について示唆をいただき大変興味を持った．その後，池沢良郎先生（当時順天堂大学精神科）も『精神科治療学』で文献紹介された．「Somatosensory Amplification Scale」の日本語への翻訳について，Barsky 教授に手紙を書いたところ，快諾のご返事をいただいたことからご縁が始まった．当時，昭和大学精神科におられた宮岡等先生（現北里大学教授），上島国利教授（現国際医療福祉大学教授）とともに日本語版を作成した．

　1998 年 2 月，大野裕先生（現国立精神・神経医療研究センター認知行動療法センター長）がオーガナイズされた世界中の Somatoform Disorders の研究者が一堂に会した会議（Keio University Symposia）で来日された際に，初めて Barsky 夫妻にお目にかかった．同年 6 月，新潟で，第 39 回日本心身医学会が開催され，特別講演（心身医，39：325-333，1999）に招聘させていただいた．その後，2005 年 8 月，神戸での世界心身医学会議に来日された際には，夏祭りの湊川神社にご一緒に正式参拝させていただいた．

　2006 年 7 月にはイスタンブールで世界精神医学会議が開催された．その会議に Barsky 教授も参加されることは事前には全く知らなかったのだが，偶然にも私と同じホテルの同じ階のすぐ近い部屋に宿泊されていて，廊下でばったりと出会った．この会議で Barsky 教授がご講演されていたのが，本書の「認知行動療法プログラム」を「リウマチ患者の症状コントロールに適用した研究」であった．イスタンブールで，Barsky 夫妻と布施克也先生（現新潟県立小出病院院長）夫妻と会食した際，本書の認知行動療法マニュアルを日本の心身医療の臨床家に役立てられないかという私達のご提案についてご快諾いただいた．早速，新潟青陵大学の齋藤恵美先生，本間優子先生が下訳を作成する傍ら，実際の心身医療の臨床でこの認知行動療法プログラムを実施し，その効果について学会発表も行った．その後，新興医学出版社の服部秀夫前社長がマニュアルの日本語版について出版を進めて下さることになった．当初は，日本語版マニュアルのみを考えていたが，心理療法の RCT

試験は貴重であることから，本マニュアルの有効性についての論文紹介や somato-sensory amplification の概説も加えることにした．しかし諸事情で，完成までに大変長い時間を要してしまった．服部前社長から，ご令嬢の林峰子現社長に引き継いでいただき，度重なる中断のたびに温かく励ましていただき，この度ようやく発刊の運びとなり御礼申し上げる．

　最後に，新潟での心身医療の道を切り開いていただいた新潟大学の櫻井浩治名誉教授，荒川正昭前学長，下條文武前学長，医歯学総合病院鈴木榮一院長，第二内科成田一衛教授，そして共同研究者の新潟市民病院副部長村上修一先生，新潟県立小出病院布施克也院長，新潟大学医歯学総合病院長谷川隆志教授，田中裕准教授，医学部吉嶺文俊特任准教授，真島一郎講師，清水夏恵先生，清野洋先生，藤村健夫先生，そして勝山診療所長穂坂路男先生，昭和大学医学部講師三輪裕介先生，新潟青陵大学短期大学部教授宮崎隆穂先生，新潟青陵大学大学院臨床心理学研究科の諸先生方，白根緑ヶ丘病院佐野英孝理事長，千曲荘病院遠藤謙二理事長に感謝申し上げる．

　　2014 年 5 月

　　　　　　　　　　　　　　　　　　　　　　　　　　　　　　村松公美子

索引

あ
横隔膜呼吸　9, 15

か
器質的な症状　2
気分　85, 92
軽症うつ病エピソード　109
原因帰属　2, 30
構造化面接　100
行動　65, 81
　——の"ABC"　74
呼吸器の構造　9
コミュニケーションスタイル　52

さ
自動思考　55
集団ヒステリー　52
症状日記　17, 124
心因的な症状　2
心気症　95, 111, 119
心気症的思考評価　99
心気症的な身体愁訴の測定尺度　99
身体化　111, 112
身体感覚増幅　111, 119
身体感覚増幅測定尺度　99
心理教育的カウンセリング　119
図と地　56, 120

ストレス　39, 46
　——のシグナル　47
セルフモニタリング　55
増幅されている体性感覚の知覚様式　113

た
第一次転帰測定尺度　98
第二次転帰測定尺度　99
楽しめる活動の例　83
注意　18, 25
ディストラクション　19, 22, 122
　——の方法　27

な
二次性利得　50
認知　30
認知行動療法　95
認知スキーマ　125
認知的再体制化　50, 54, 63
認知的評価　2, 30

は
不安　85, 87, 92
文脈　49, 60

ま
目標の設定　78

や

抑うつ　85, 88, 92

ら

リラクセーション　9, 28

欧文

amplifying perceptual style　113
biopsychosocial model　115, 116
cognitive behavior therapy（CBT）　95
DSM-5　117
Functional Status Questionnaire　100
Health Anxiety Inventory　99
Hypochondriacal Cognitions Questionnaire　99
hypochondriasis　95, 111, 119
Somatic Symptom and Related Disorders　117
Somatic Symptom Disorder　117
Somatic Symptom Inventory　99
somatization　111, 112
somatosensory amplification　111, 119
Somatosensory Amplification Scale（SSAS）　99, 113, 114
Whiteley Index　98

©2014　　　　　　　　　　　　　第1版発行　2014年7月31日

心身医療のための
認知行動療法ハンドブック

（定価はカバーに表示してあります）

監修	上島国利
	宮岡　等
	村松芳幸
監訳・著	村松公美子
発行者	林　峰子
発行所	株式会社　新興医学出版社

検印省略

〒113-0033　東京都文京区本郷6丁目26番8号
電話　03（3816）2853　FAX　03（3816）2895

印刷　大日本法令印刷株式会社　ISBN978-4-88002-694-7　郵便振替　00120-8-191625

- 本書の複製権・翻訳権・上映権・譲渡権・公衆送信権（送信可能化権を含む）は株式会社新興医学出版社が保有します。
- 本書を無断で複製する行為（コピー，スキャン，デジタルデータ化など）は，著作権法上での限られた例外（「私的使用のための複製」など）を除き禁じられています．研究活動，診療を含み業務上使用する目的で上記の行為を行うことは大学，病院，企業などにおける内部的な利用であっても，私的使用には該当せず，違法です．また，私的使用のためであっても，代行業者等の第三者に依頼して上記の行為を行うことは違法となります．
- JCOPY 〈（社）出版者著作権管理機構　委託出版物〉
本書の無断複写は著作権法上での例外を除き禁じられています．複写される場合は，そのつど事前に，（社）出版者著作権管理機構（電話03-3513-6969，FAX03-3513-6979，e-mail：info@jcopy.or.jp）の許諾を得てください．